suhrkamp taschenbuch 3821

Wie sieht es aus hinter der blanken Fassade der Götter in Weiß? Wie sind die Zustände in den modernen großstädtischen Krankenhäusern? Wie erleben Ärzte die Arbeit im »Dauerfeuer«, den Zeitdruck, die Notwendigkeit, sich zu rechtfertigen, wenn sie sich länger, als es der Kostenplan erlaubt, um ihre Patienten und deren Angehörige kümmern möchten? Der Intensivmediziner Klaus Ratheiser erzählt in eindrucksvollen Episoden, so lakonisch wie fesselnd, von der Situation, in der sich Ärzte und medizinische Betreuer in unserem Gesundheitssystem befinden: allein gelassen mit ihrer Verantwortung und bis an den Rand der physischen und psychischen Belastbarkeit getrieben.

»Ratheiser schreibt einfach, klar und authentisch darüber, was passiert – und das so eindrücklich, daß der Leser von Beginn an in den Bann dieser Sprache gezogen und nicht mehr losgelassen wird.« *Wiener Zeitung*

Dr. Klaus Michael Ratheiser, geb. 1957 in Kärnten, studierte Medizin in Wien und Innsbruck. Von 1995 bis 2003 leitete er eine Intensivstation an der Universitätsklinik im Allgemeinen Krankenhaus Wien. Seit 1998 ist er Universitätsdozent für Innere Medizin. Zur Zeit arbeitet er als Berater und widmet sich schriftstellerischen Aufgaben.

Klaus Ratheiser
Dauerfeuer
Das verborgene Drama
im Krankenhausalltag

Suhrkamp

medizinHuman
Herausgegeben von Dr. Bernd Hontschik
Band 4

Umschlagfoto: Getty Images/Photonica

Für die in den Erzählungen vorkommenden Personen
wurden Pseudonyme verwendet.

suhrkamp taschenbuch 3821
Erste Auflage 2006
© 2004 by Seifert Verlag GmbH., Wien
Lizenzausgabe mit freundlicher Genehmigung des Seifert Verlags
Suhrkamp Taschenbuch Verlag
Alle Rechte vorbehalten, insbesondere das
der Übersetzung, des öffentlichen Vortrags sowie der Übertragung
durch Rundfunk und Fernsehen, auch einzelner Teile.
Kein Teil des Werkes darf in irgendeiner Form
(durch Fotografie, Mikrofilm oder andere Verfahren)
ohne schriftliche Genehmigung des Verlages reproduziert
oder unter Verwendung elektronischer Systeme
verarbeitet, vervielfältigt oder verbreitet werden.
Druck: Druckhaus Nomos, Sinzheim
Printed in Germany
Umschlag: Göllner, Michels, Zegarzewski
ISBN 3-518-45821-3
ISBN 978-3-518-45821-1

1 2 3 4 5 6 – 11 10 09 08 07 06

Inhalt

Blackout

Den Verstummten

Vorbemerkung des Autors
Im Sinne der Ärzte

Die Erzählungen in diesem Buch führen in eine nicht gewöhnliche Erlebenstiefe. Berichte über reale Erfahrungen eines Arztes beschreiben den Rahmen der Handlungen, wagen sich aber auch auf die Bühne dessen, was sich in Körper, Seele und Geist eines Betreuers abspielt. Der Autor versucht mit der Sprache, das Erlebte erlebbar zu machen. »Dauerfeuer« lesen heißt nacherleben, nachfühlen. Noch einmal erleben für mich selbst. Das Erlebte kostet mich Substanz. Die Gefühle wollen nicht unter den Teppich gekehrt werden. Das Buch soll mir Zeit geben, es soll eigene Leiden und Ängste mildern, während diese nicht gewöhnlichen Erlebnisse Revue passieren. Im Erkennen der Zusammenhänge will ich mein inneres Gleichgewicht bewahren und noch mehr: vor meinen Gefühlen nicht davonschleichen, mir selbst und anderen zum Schaden, sondern ihre Kraft aufgreifen, ihnen trauen, an ihnen wachsen und mich wandeln.

Ich kämpfe für die Tiefe des Erlebens, das Weiten der Sinnesempfindung, und will um keinen Preis gewonnenes Terrain verkaufen. Ich will Empfänglichkeit bewahren und verfeinern, Sinne schärfen, Unterschiede erkennen. Nicht dahinvegetieren. Neugierig bleiben im besten Sinn des Wortes. Die Sinne bereit halten als Urkraft unserer Existenz, so lebenswichtig wie das Atmen, und als Notwendigkeit des Arztberufs.

Universitätslehrer sein verpflichtet: Das Wahrnehmungsvermögen in einem selbst wach halten und erweitern, es in den Studenten wecken, vorleben und unterrichten. Wahrnehmungsfähig-Sein ist aber gleichbedeutend mit Risiko! Dem Risiko, wahrzunehmen, zu erleben im Spektrum der Empfindungen und Emotionen des Menschen. »Die menschliche Größe« ist ins Logo unserer Universitätsklinik eingraviert. Hehre Sätze über uns selbst, unsere Aufgaben und edlen Ziele stehen im Leitbild der Organisation festgeschrieben. Das ist gut so. Legen wir uns die Latte hoch! Denken wir groß! Vorgesetzte, Chefs, Führungskräfte, zu denen viele von uns im Älterwerden gehören, fordern ihre Mitarbeiter zu dieser Menschengröße auf. Mit exzellentem Fachwissen in die Nähe der Menschen rücken, die in Not geraten sind, krank sind, sich in einer Krise befinden. Wir sollen menschliche Größe repräsentieren.

Das ist die eine Seite. Viele Ärzte, Schwestern und Pfleger folgen dem Auftrag, wagen die Nähe und erfüllen das Bedürfnis jener, die in Krisen gestürzt sind. Sie widmen den Bedürftigen Kompetenz und Zeit für ihre emotionalen Reaktionen. Die Erfahrenen wissen: Sie müssen Leid nicht auslöschen, Probleme nicht auf der Stelle lösen. Das wäre in der ersten Phase einer Krisenbetreuung oft falsch. Die Betreuer machen Zeit frei und wenden sich zu. Sie exponieren sich, manchmal zu bloßem Da-Sein. Sie wagen Präsenz. Reaktionen, Schock, Trauer und andere Gefühle sind Energieformen, die nicht aus dem Nichts erzeugt und nicht ins Nichts vernichtet werden können. Die Betroffenen können diese Zeit der Zuwendung für sich nutzen, wie es ihnen gut und richtig erscheint. Einige wollen reden. Andere sich zurückziehen, schreien, umarmt oder alleine gelassen werden. Aber Nähe meint so nahe, dass wir uns dem Geschehen, der Krise, dem Schock nicht entziehen können. Betroffene und Betreuende sind vor denselben Karren gespannt. Zwei Seiten einer Medaille. Bei Katastropheneinsätzen, Massenunfällen, im Krieg oder bei Hilfsorganisationen wird über die Betroffenheit der Helfer berichtet. Fluggesellschaften erarbeiten Strukturen und Konzepte für die Betreuung der Betreuer, selbst die Polizei. Wie sind Ärzte vorbereitet auf diese Realität ihres Arzt-Seins? Die Wiener Spitäler sind laut Krankenanstaltengesetz verpflichtet, besonders exponiertem Personal Supervision durch geeignete Kräfte anzubieten – in der Dienstzeit. Bis auf vereinzelte Privatinitiativen, außerhalb der Dienstzeit, gibt es für Tausende Ärzte alleine in Wien nur den nackten Paragraphen – kein nutzbares Angebot. Und Supervision riecht nach Kontrolle. Geeignete Kräfte finden ist angesagt. Nicht nur Psychologen, auch sozial kompetente Ärzte! Welche Methoden der Supervision finden Akzeptanz und entlasten? Kann Vertrauen geschaffen werden? Meist arbeiten Ärzte, Schwestern, Pfleger, OP- und Stationsgehilfen zwischen mehreren Mühlsteinen. Nach zwanzig Jahren Arzt-Sein erscheinen mir die Belastungen in der Patientenbetreuung und Mobbing die beiden schwersten Mühlsteine zu sein.

Die meisten ärztlichen Führungskräfte huldigen einer doppelten Moral: Wohl fordern wir menschliche Größe für unsere Patienten und ihre Familien als Grundrecht ein. Für die betreuenden Ärzte aber, für Schwestern, Pfleger, Stationsgehilfen ignorieren wir dieses Grundrecht. Vorgesetzte, Klinikchefs und Primarii, hat meiner Erfahrung in Ausbildung und Karriere zufolge kaum interessiert, was mit einem Arzt geschieht, nachdem er sich der Nähe gestellt hat. Wenn er das Spital verlässt und nach Hause geht: Ist er nur ruhig und igelt sich ein oder schreit er Frau und Kinder an? Nimmt er Schlafmittel? Oder was anderes? Läuft er? Oder säuft er? »Emotionen haben draußen zu bleiben vor der Tür!«, habe ich am Anfang meiner Ausbildung von einem angesehenen Klinikchef gehört. Wissenschaftliche Qualifikation und Durchsetzungsvermögen haben genügt. Soziale Kompetenz eines Arztes ist ein zufälliger Beiwagen der Ausbildung geblieben, Reflexion und Supervision sind ein Luxus, werden nicht unterrichtet und in der Regel nicht gelebt.

»Dauerfeuer« setzt sich gegen die Doppelmoral zur Wehr. Ich weigere mich, die Ignoranz der eigenen Betroffenheit mitzutragen und nachkommende Ärztegenerationen in vermeidbares Leid zu manövrieren. Nach jahrzehntelanger Unterdrückung der Emotionen kommt die Bereitschaft, sich den eigenen Schockwellen zuzuwenden, nicht über Nacht zwar, aber aus vielen Gesprächen mit Betreuern weiß ich, dass der Wunsch und die Sehnsucht nach dieser Zuwendung existieren.

Was will ich mit »Dauerfeuer«?

Meinen Empfindungen ein zweites Mal Zeit geben. Sinne weiten statt verstopfen – um meinetwillen. Menschennähe leben. Aus der Pflege der Doppelmoral aussteigen. An ihrer Stelle die Basis für eine Fehlerkultur schaffen, die in Krankenhäusern und Organisationen vieles entscheidet. Ich will die Energieform Emotion akzeptieren, mich ihr zuwenden, sie verwenden. Vermeiden, dass sie unterdrückt, abgeschoben wird und mich selbst und andere schädigt. Nicht den Kopf in den Sand stecken. Will eine Organisation, deren Menschen große Verantwortung tragen, mit einer Philosophie führen, die Grundelemente des menschlichen Daseins in sich trägt und sie nicht ausschließt. Weigere mich, die Realität zu verweigern. Will

Qualitätssicherung nicht bloß im Ärztegesetz verankert, den Supervisionsparagraphen nicht nur abgedruckt sehen. Anstelle einer doppelten Moral einen Lehrstuhl für Supervision und Coaching anzetteln will ich und mit dem gesprochenen und geschriebenen Wort zum Erlebnis führen. Gebefähig und randtauglich leben will ich. Sinnesweite gönne ich meinen Kolleginnen und Kollegen, die sich für Leben einsetzen – und nicht zuletzt mir selbst.

Wien, im späten Frühjahr 2004
Klaus Ratheiser

Gefühle im Exil

Schichtwechsel

»Das Wichtigste habe ich natürlich im Zimmer vergessen!«, durchfährt es ihn heftig, und der Schreck lässt seine
schmächtige Gestalt kurz vor dem Aufzug abrupt innehalten. Benjamin Müller ist seit vier Jahren Facharzt für Innere Medizin. Er hat »Sub auspiciis«[1] promoviert und
eine Stelle am Universitätsklinikum erhalten. Zur Zeit
wohnt er aber im Hotel – bis die Streitigkeiten mit seiner
Frau um die Gütertrennung endgültig ausgekämpft sind.
Vor einigen Tagen hat er spätabends zu Hause die Nerven
verloren, seine Frau eine blöde Kuh geheißen und eine
nörgelnde Zicke. Es ist ihm klar: Er hat ihr Unrecht getan,
aber noch nicht den Mut gefunden ...

»Die neueste Fassung des Abstrakts[2] für den Klinikchef
liegt noch im Zimmer 309! Und es ist schon 7:45 Uhr. Um
8:15 Uhr ist mein Termin!«

Benjamin stöbert in seiner Geldtasche nach dem elektronischen Zimmerschlüssel. Er lässt ihn auf den Boden
fallen. Er wirft Tasche und Mantel zur Seite, steckt den
Schlüssel in den Schlitz. Das rote Lämpchen leuchtet!
Viermal probieren! Endlich klappt es. Er rafft Mantel und
Tasche zusammen, und mit der dunkelgrünen Mappe in
der Hand rennt er zur U-Bahn.

»Er wartet schon! 8:17 Uhr!«, begrüßt ihn in gedehn-
tem Tonfall die Sekretärin, eine ältere Dame Mitte 50, seit
Jahren die rechte Hand des Klinikchefs.

»Haben Sie das Abstrakt, Herr Müller?«, fragt der Professor leise, während er auf die Uhr schaut und Benjamin

über seinen oberen Brillenrand hinweg einen fragenden Blick zuwirft. Benjamin hat auf dem grauen Sofa Platz genommen. Alle Besucher, Eingeladene und Vorgeladene, sitzen immer auf dem Sofa. Von rechts fällt das Tageslicht durch die hohen Fenster herein, genau auf Benjamins weißes Gesicht. Der Klinikchef sitzt rechts von ihm auf einem grau gepolsterten Lehnsessel, mit dem Rücken zum Fenster, sein Gesicht ist im Schatten. Im geräumigen Zimmer steht ein mächtiger Schreibtisch aus dunklem Eichenholz, Schriften, Manuskripte, Bücher liegen darauf geordnet, daneben Telefon und Sprechanlage. Hinter dem Schreibtisch hängt ein großes Porträt von Gerard van Swieten, einem Begründer der Wiener Medizinischen Schule. In einer Ecke ist ein hölzerner Paravent aufgestellt, für die Privatpatienten, die der Klinikchef hier in seinem Zimmer untersucht. Er ist eine Koryphäe auf dem Gebiet der Rheumatologie, und von weit her kommen die Patienten, Politiker, Berühmtheiten. Benjamin ist auf dem grauen Sofa ganz nach vorne gerutscht, die Knie zusammengepresst, seine Hände halten einander. Der Professor mustert lange das Blatt mit dem Abstrakt, atmet tief ein und mit einem Seufzer aus. Benjamin schiebt geschwind mit dem Zeigefinger seine Brille hoch.

»Das gehört noch viel klarer ausformuliert; Sie müssen sich bessere Englischkenntnisse aneignen, Müller! Und – die neuen Daten, sind die schon integriert?«

»Nein! Herr Professor, das ging sich noch nicht aus.«

»Sie enttäuschen mich, mein Lieber! – Weil wir schon beim Thema sind: Ihre literarischen Ambitionen lassen zu wünschen übrig! Ich nehme ja zur Kenntnis, Sie arbeiten genau, sind ehrlich, zuvorkommend, kommen bei den Patienten, Angehörigen und beim Pflegepersonal gut an. Aber das ist mir zu wenig. Wenn Sie sich binnen drei Jahren habilitieren und Ihre Stelle behalten wollen, werden Sie bald mit Top-Arbeiten[3] aufwarten müssen, sonst ...«

»Herr Professor, ich habe fleißig über Ostern durchgearbeitet und meine letzte Studie wurde in »Metabolism«[4] angenommen.

»Ja, ja, fleißig. Ich rede aber von Top-Publikationen. Ich rate Ihnen dringend: Teilen Sie sich Ihre Zeit besser ein. Und apropos Fleiß: Ich habe Mitarbeiter an der Hand, die arbeiten Tag und Nacht, denen gegenüber könnten Sie sich schämen! Ich brauche Sie wohl nicht daran zu erinnern: Hier in diesem Haus zählen Tradition, Exzellenz und Disziplin, mein Lieber. Das bringt Leistung, und die verlange ich von Ihnen. Genauso wie Höflichkeit, also unterbrechen Sie mich das nächste Mal nicht, wenn ich mit Ihnen rede, ja!«

Die Sekretärin erscheint in der Tür, sich leicht verneigend: »Der Herr Kommerzialrat ist da!«

»Ja! Hier, nehmen Sie Ihr Blatt Papier wieder mit! Bis heute Abend will ich die Ergebnisse um die neuen Daten vervollständigt haben, die Deadline ist morgen. Sie selbst haben das zu verantworten, weil Sie es wieder einmal bis auf den letzten Abdruck ankommen ließen. Und verbessern Sie auch den Schreibstil, Müller!«

»Jawohl, Herr Professor, bis heute Abend. Danke!«

Mit einem breiten Lächeln schreitet der Klinikvorstand an Benjamin vorbei und begrüßt den Herrn Kommerzialrat, dessen Kopf hochrot aus seinem gedrungenen Körper ragt. Benjamin weicht aus dem Weg. Die Sekretärin macht ein ernstes Gesicht, verschränkt die Arme und nickt mit dem Kopf dem verschwindenden Benjamin Müller hinterher.

Auf der Intensivstation sind alle für die Dienstübergabe versammelt. Benjamin hat heute Tagdienst, gemeinsam mit einer Assistenzärztin und zwei Studenten. Am Abend wird er den Dienst an Mirko übergeben, der mit den anderen schon auf ihn wartet.

Mirko Smolensky ist seit acht Jahren Intensivmediziner, seit einigen Monaten habilitiert. Ein hoch gewachsener drahtiger Mann mit kantigem, stets glatt rasiertem Gesicht, grauen, extrem kurz geschorenen Haaren und Stirnglatze. Er trägt eine Brille mit dünner Drahtfassung. Seiner wissenschaftlichen Leistungen wegen ist er sehr respektiert. Er ist genau, kennt sich in der Diagnostik ausgezeichnet aus, sein Rat ist geschätzt, und wo es um Technik und Maschinen geht, da ist Mirko der richtige Mann, er weiß immer Hilfe. Mirko hat übrigens nicht nur an der Universitätsklinik Karriere gemacht. Er hat es beim Bundesheer bis zum Major gebracht, und manchmal, für Truppenübungen, springt er dort sogar ein.

»Na, endlich!«, lächelt Mirko Benjamin zu. »Hat der Alte dir wieder die Leviten gelesen? Ha, ha, ha!«

Benjamin ist nicht zum Lachen zumute.

»Also! Alles antreten zur Dienstübergabe! – Löbliches Nachtdienstteam, Bett 1, bitte!« Mirko reibt sich die Hände.

Im Mittelpunkt der Dienstübergabe steht das Schicksal der jungen Claudia Leisner, eines 14-jährigen Mädchens mit einer Gehirnhautentzündung, die sich auf das gesamte Gehirn ausgeweitet hat. Die Katastrophe hat sich seit Tagen angebahnt: Alle antibiotischen Therapiestrategien der letzten drei Wochen waren vergeblich. Zahlreiche große Abszesse haben das Gehirn befallen und laut Computertomographie der letzten Tage endgültig zu einem eitrigen Brei zersetzt. Das Gehirn ist aufgelöst, existiert nicht mehr. Der junge Körper, Herz, Lungen und Nieren arbeiten aber unverändert. Die künstliche Beatmung war notwendig und ist aufrechterhalten worden, weil das Mädchen vor zwei Wochen das Bewusstsein verloren hat. Aber jetzt? Ohne den Respirator ist Claudia tot, weil sie selbst nicht mehr atmen kann. Mit künstlicher Beatmung kann ihr Körper weiterleben, ihr Herz weiterschlagen, Wochen, Monate! – Mit dem in Eiter aufgelösten Gehirn.

»Wir müssen die Therapie beenden!« – das ist die einhellige Meinung aller, die betroffen bei der Morgenübergabe beisammensitzen. Wenige Worte fallen dazu. Mirko sieht Benjamin an: »Keine leichte Aufgabe, aber so was gibt es nun mal leider in unserem Beruf.«

»Ein Gespräch für Dozent Smolensky!«, ruft Schwester Gertraud und reicht Mirko das Schnurlostelefon.

»Jawohl! Guten Morgen, Herr Direktor! Was macht die löbliche Hotellerie? Auf allen Linien wird hart gearbeitet, ja? Wie ist die Moral der Truppe? Gut, wunderbar! – Für den Kongress morgen ist alles klar? Wie? ... Was? Nicht mehr derselbe Preis? Hören Sie, Direktor, die Pharmaindustrie kürzt das Kongressbudget, und Sie wollen mit dem Preis hinaufgehen? – Unerhört!«

Mirkos rechter Nasenflügel flimmert leicht und sein rechtes Unterlid zuckt, kaum merklich. »Na, ich komme ohnedies morgen auf das Meeting. Dann werden wir die Rahmenbedingungen für das nächste Jahr besprechen! ... Wiederhören.«

»Verdammt!«, Mirko knallt den Hörer auf die Tischplatte und beißt die Zähne zusammen, seine Wangenmuskeln spannen sich zu Wülsten.

»Also dann, bis am Abend!«, wendet er sich knapp zu Benjamin. »Ich muss für den Kongress morgen noch viel arbeiten. Du hast sowieso unsere tüchtige Kollegin an deiner Seite.«

Die Familie des Mädchens kommt aus dem Burgenland, zwei Autostunden, Tag für Tag. Die Eltern und Claudias drei Geschwister: Der Kleinste ist fünf, die kleinere Schwester sieben, und ihre große Schwester, Lydia, ist 23 Jahre. Heute müssen sie es erfahren: Claudia ist nicht zu retten, und der Respirator muss abgedreht werden. Claudia wird heute sterben.

Wild hämmert Benjamin auf die Tasten des Computermanuals. Nach der Mittagsvisite hat er sich rasch hingesetzt. Sein Essen steht kalt auf dem Tisch im Gemeinschaftsraum. Vor Beginn der Besuchszeit will er mit dem Abstrakt-Verbessern zumindest anfangen. Zuerst die stilistischen Korrekturen des Chefs nachbessern, denkt er sich. Die neuen Fälle dann am Nachmittag dazurechnen. Claudias Familie kommt heute später, gegen vier, richtet ihm Schwester Gertraud aus. Benjamin nimmt Anrufe entgegen, sichtet und ordnet Befunde, gemeinsam mit seiner Kollegin, kreuzt Blutkonserven aus, verhandelt am Telefon wegen einer Neuaufnahme:

»Nein, zur Zeit sind wir voll!«

Benjamin bietet an, auf die Station zu Hilfe zu eilen, um einen Patienten mit schwerem Asthma dort zu unterstützen. Die Assistenzärztin bleibt auf der Intensivstation zurück. Besucher der anderen sieben Patienten warten, als Benjamin zurückkommt. Schon 16:30 Uhr! Im Handumdrehen sind die letzten zwei Stunden vergangen. Eine verirrte Besucherin bittet um Orientierungshilfe. Benjamin tut die alte Frau Leid, die sich auf Krücken durch die Gänge schleppt, und er begleitet sie ein Stück, sodass sie sich auf ihrem verbleibenden Weg nicht mehr verirren kann.

Die burgenländische Familie wartet.

»Hat sich die Gehirnhautentzündung gebessert?«, fragen sie. Benjamin schluckt.

»Nein!«, sagt er, »wir reden noch ausführlich.«

Benjamin blickt auf die Uhr: 17 Uhr! Der Klinikchef will das überarbeitete Abstrakt um 19 Uhr, dann muss er zu einem Empfang. Benjamin sitzt vor dem Computer. Er hockt ganz vorne auf der Stuhlkante, die Knie zusammengepresst, ein dicker Leitz-Ordner liegt aufgeschlagen auf seinem Schoß; darin Tabellen, Listen mit Zahlen. Benjamin beherrscht das Zehnfingersystem – trotzdem verfliegen die Minuten.

»Die Angehörigen der Claudia Leisner, Herr Oberarzt!«, vernimmt er Schwester Gertrauds Stimme durch den Türspalt des Ärztezimmers. Die Stationsschwester ist die gute Seele der Intensivstation, wenn auch oft streng und stur, vor allem zu den jungen Schwestern und Pflegern. 18:10 Uhr! Mein Gott! Jetzt hat es keinen Sinn, den Respirator Hals über Kopf abzudrehen und die Familie mit dem tragischen Ende ihrer vierzehnjährigen Tochter zu überfahren, rasen Benjamins Gedanken. Um 18:30 Uhr ist Dienstübergabe, und um 19 Uhr muss ich zum Chef.

Pünktlich um 18:25 Uhr, wie immer, erscheint Mirko.

»Alles geschwind zur Übergabe antreten, ich muss unbedingt an meinen Folien für morgen weiterarbeiten! Drei Vorträge!«, ruft er beim Betreten der Station. Mirko schreitet, wie vor jedem Dienstantritt, einmal im zügigen Marsch die Intensivstation ab, um sich einen Überblick zu verschaffen, über »die Lage an der Front«, wie er es nennt. Vor der Koje Claudias bleibt er mit einem Ruck stehen und erstarrt. Einige Sekunden lang. Seine seitwärts nach unten gestreckten Hände ballen sich zur Faust. Mit wenigen Sätzen stürzt er zum Ärztezimmer und stößt die Tür auf. Alle zucken zusammen.

»Du hast den Respirator weiterlaufen lassen! Vor 10 Stunden habe ich dir, verdammt nochmal, gesagt, wir müssen abdrehen!«

Ohne einen Kommentar abzuwarten, dreht sich Mirko um, wutentbrannt läuft er wieder aus dem Zimmer zu Claudias Koje. Mit einer Hand stützt er sich am Respirator ab, neigt sich auf die Rückseite des Gerätes, tastet nach dem Hauptschalter und schaltet den Respirator aus. Auch die Perfusoren und die Alarme auf dem Monitor stellt er ab, mit wilden fuchtelnden Bewegungen. Claudias Familie wartet draußen auf dem Gang.

»Und das sag ich dir!«, faucht Mirko den erschrockenen Benjamin an, »die Epikrise[5] schreibst du! Und mit der Familie sprichst auch du, so wie es deine Aufgabe ist!«

»Doktor Müller, bitte, Doktor Müller!«, hallt es durch die Sprechanlage.

»Ja, hier Müller, bitte?«, räuspert sich Benjamin. »Wenn Sie den Chef nicht ganz verärgern wollen, Oberarzt Müller, dann kommen Sie lieber gleich!«, hören alle Anwesenden jetzt die Stimme der Chefsekretärin. »Ich

meine es nur gut mit Ihnen! Kommen Sie sofort ins Sekretariat mit Ihrem Abstrakt! Er will schon gehen!«

Ratlos blickt Benjamin hin zu Mirko.

»Verschwinde!«, zischt dieser ihn an, und ein stechender Blick aus seinem roten, verzerrten Gesicht trifft den
verdatterten Benjamin.

Claudias Herz schlägt noch 20 Minuten lang, trotz des so-
fortigen Atemstillstandes nach dem Abdrehen des Respirators. Mirko sitzt im Ärztezimmer. Er starrt auf die
Schreibtischplatte. Schwester Gertraud und eine Nacht-
dienstschwester stehen bei Claudia. Auch die beiden Studenten sind noch da. Einer bringt der Familie des Mädchens Mineralwasser. Sie warten noch draußen vor der
Tür. Die beiden jüngsten Kinder sind heute zu Hause bei
den Großeltern geblieben. Die Assistenzärztin hat der
Familie vor wenigen Minuten mitgeteilt: Claudia liegt im
Sterben. Hilfe suchend hält die Ärztin Ausschau nach
Mirko Smolensky. Der sitzt aber im Ärztezimmer und
starrt auf die Schreibtischplatte. Die Eltern sind jetzt zu
ihrer Tochter hereingeholt worden. Lydia bleibt draußen
auf dem Gang. Auf Wunsch der Eltern wird in Windeseile
ein katholischer Seelsorger geholt. Er spendet das Sakra-
ment der Krankensalbung. Alle am Bett Stehenden beten.
Die Mutter legt ihre Hand auf Claudias Stirn, der Vater
steht hinter der Mutter, mit unbewegter Miene. Schwester
Gertraud hält Claudias Hand, als das EKG in die Null-
Linie übergeht und Claudias Herz endlich still steht.

Claudia ist tot.

Mirko Smolensky taucht auf und beginnt den Eltern
zu erklären, weshalb Claudia verstorben ist, weshalb der
Respirator abgedreht werden musste.

»Es tut mir sehr Leid!«, sagt Mirko und schaut zu Boden. Dann tritt er auf den Gang hinaus zu Lydia.

»Wie geht es Claudia jetzt?«, fragt Lydia.

»Sie ist soeben verstorben«, antwortet Mirko.

Da stürzt das Mädchen auf Mirko zu und fällt ihm mit einem wilden Schrei entgegen, sodass er sie im Reflex auffangen muss. Lydia krampft ihre Arme um den groß gewachsenen Mirko, und ihre Finger krallen sich an ihm fest. Mirko rudert mit seinen Armen in der Luft. Ihr heftiges Schluchzen schüttelt sie beide.

»Schwester Traudl!!«, schreit er.

Er versucht Lydia von sich zu schieben, doch sie lässt ihn nicht los, und seine Hände zucken von ihr zurück. Das Schreien hat man drinnen auf der Station gehört. Schwester Gertraud und die Mutter laufen herbei. Mirko hebt seine langen Arme seitwärts in die Höhe und heftet den Blick irgendwohin auf die Wand. Die Mutter versucht Lydia in ihre Arme zu schließen. Es dauert aber noch Minuten, bis sich Lydias Umklammerung von Mirko löst und die junge Frau erschöpft und weinend in die Arme ihrer Mutter sinkt.

Benjamin erhält neuerlich eine scharfe Rüge. Noch ein neues Software-Paket soll er für die statistische Prüfung seiner Abstrakt-Daten verwenden, bevor er die Letztfassung abschickt. Das Abstrakt muss heute Abend noch weg! Benjamin kehrt zurück auf die Station.

»Verschwinde, ich will dich nicht mehr sehen!«, bellt ihn Mirko an.

Benjamin verdrückt sich aus dem Ärztezimmer. Er arbeitet bis 22 Uhr. Doch mit der Statistiksoftware kommt er nicht zurecht. Niemand ist mehr da, den er fragen könnte. Und Mirko ... Benjamin entschließt sich, das Abstrakt so abzuschicken, wie es ist, ohne die Prüfung mit dem neuen Softwarepaket. Gut fühlt er sich dabei nicht. Ihm ist richtiggehend übel. Morgen wird er das dem Klinikvorstand beichten müssen. Benjamin torkelt erschöpft und deprimiert aus dem Krankenhaus. Heim in seine Wohnung. Vielleicht ist heute der Tag, sich mit Helen auszusprechen. Eigentlich geht er hin, weil er jetzt nicht allein sein will. Er läutet nicht an der Wohnungstür, klopft nur leise, die kleine Tochter schläft sicher schon, denkt er sich.

»Bist du verrückt, so spät einfach hier aufzutauchen? Glaubst du, ich lass mich von dir demütigen und stehe dann zu jeder Tages- und Nachtzeit zu deiner Verfügung, wenn du reden willst? Sprechen wir morgen miteinander!«, hört Benjamin gedämpft durch die versperrte Wohnungstür.

»Aber, bitte, Helen ...«

»Morgen! O.K.? Verschwinde jetzt!«

Bobby, der Hund, bellt, die kleine Eva ist aufgewacht. Benjamin hört sie weinen. Minutenlang steht er wie angewurzelt auf der Fußmatte vor der Tür. Dann schüttelt er ein paar Mal stumm den Kopf – und geht. »Gleich ins Hotel?«, fragt er sich. Zuerst einen doppelten Whisky in der Bar gegenüber. Einen zweiten. Hunger hat er keinen mehr. Danach ins Hotel, Zimmer 309. Sucht lange den elektronischen Zimmerschlüssel in seiner Geldtasche.

»Dieser Dreck funktioniert schon wieder nicht!« Der Schlüssel ist ihm jetzt abgeknickt.

Der Nachtportier lässt ihn mit einem Generalschlüssel ins Zimmer 309. Der Apparat für die Schlüsselkodierung ist kaputt. Erst morgen kann er einen neuen Schlüssel bekommen. Benjamin lässt sich aufs Bett fallen ... Alles verschwimmt.

Schrill läutet der Wecker.

Mirko fährt nach einer knappen Morgenübergabe zu dem Kongress nach Linz. Gearbeitet hat er noch bis drei Uhr früh, er hat sich schlecht konzentrieren können, hat sich bei den Zahleneingaben in den Laptop am laufenden Band vertippt. Seine Frau und sein 12-jähriger Sohn Sascha begleiten ihn. Während der Fahrt sitzt Mirko starr am Steuer. Spricht kein Wort. Mit der wissenschaftlichen Leistung der Vortragenden seiner Nachmittagssitzung ist er ganz und gar nicht zufrieden. Ein heftiger Streit entbrennt zwischen Mirko und einem Diskutanten über ein intensivmedizinisches Spezialthema. Wütend verlässt er vorzeitig das Chairman-Pult. Das Abendessen ist schon fast vorbei für die Veranstalter, Mirko aber ist immer noch bei den Kostenvoranschlagsverhandlungen mit dem Hotelier für das nächste Jahr. Die Tafel für 15 Personen im Extrazimmer des Fünf-Sterne-Hotels ist feierlich gedeckt: weinrotes Tischtuch, weiße Stoffservietten in silbernen Serviettenringen, Silberbesteck, auch für die Nachspeise, die schon serviert wird: Vanilleeis mit heißen Walderdbeeren. Die Mitglieder des wissenschaftlichen Komitees, teils mit Lebenspartnerinnen und -partnern, sind von der pharmazeutischen Industrie zu diesem Festmahl geladen worden, nach dem harten Arbeitstag am Kongress. Sascha freut sich besonders auf die Nachspeise. Endlich tritt Mirko ins Extrazimmer. Seine Schultern hochgezogen, die Krawatte lose am Hals baumelnd, die Miene verdrossen. Im Schein der hohen weißen Kerzen treten seine Wangenwülste besonders deutlich hervor.

»Wie war's?«, fragt der Direktor der Sponsorfirma.

»Vergessen Sie's! Nächstes Jahr tagt der Kongress woanders.«

»Wieso? Was war?«

»Nichts!«

Mirko greift nach den Zigaretten seines Sitznachbarn, eines Kollegen, den er seit vielen Jahren kennt.

»Gib mir eine, ja!«, meint er knapp und zündet sich auch schon die Zigarette an.

Mirkos Frau stößt ihn mit dem Fuß unter dem Tisch leicht an.

»Ich bitte dich, du wirst doch hier nicht rauchen!«, flüstert sie ihm zu.

Mirko stampft auf und drückt die Zigarette wütend aus, sodass sie zerfetzt im Aschenbecher liegt.

»Ah, mein Eis kommt!«, ruft Sascha, breitet vor Freude die Arme aus und stößt dabei seinen Orangensaft um. Mirko reißt seinen Stuhl zurück, springt auf. Gleich scheint er zu platzen. Sein rechter Nasenflügel flimmert leicht und sein rechtes Unterlid zuckt, kaum merklich. Er hebt langsam den rechten Arm und hält die flache Hand in die Höhe. Sascha duckt sich, doch zu spät – eine Ohrfeige schallt durch den Raum. Alle halten in ihrer Bewegung inne, erstarrt. Blicke kreuzen einander. Die Kellnerin nimmt schnell das umgestürzte Glas, es ist nicht zerbrochen. Eine Frau am Tisch schleudert Mirko einen hasserfüllten Blick zu. Der setzt sich wieder. Sascha ist zu Tode erschrocken, bringt zuerst kein Wort heraus. Dann heult er in sich hinein und vergräbt das Gesicht in seinen kleinen Armen. Mirkos Frau steht auf, nimmt Sascha am Oberarm.

»Er ist schon müde!«, sagt sie mit einem verkrampften

Lächeln und verschwindet mit dem Jungen in Richtung Aufzüge. Sein Vanilleeis mit heißen Walderdbeeren kriegt Sascha heute nicht mehr. Ein Mitglied des wissenschaftlichen Beirats duckt den Kopf, schaut dann mit großen Augen hin zu Mirko, sieht aber schnell weg, als Mirkos Blick ihn trifft, schaut wieder vor sich hin auf den Tisch und löffelt flink sein Sahnehäubchen.

Advent, Advent

Nur noch wenige Nachtdienste bis Weihnachten. Morgen leite ich das Moderationsseminar in Salzburg, ab nächster Woche setze ich mich fünf Tage lang der Trainingsgruppe im Mediationslehrgang aus, auf der Schulbank der Gruppendynamik. Der heutige Dienst auf der Intensivstation an der Universitätsklinik läuft ruhig an: Sechs Patienten sind zu betreuen, unsere beiden Assistenzärzte stehen mir tagsüber zur Seite. Telefonate mit Direktoren und Außendienstmitarbeitern der Pharmaindustrie, einige Vertreter besuchen die Ärzte auf der Intensivstation und stellen ihre Produkte vor. Die sechs Patienten kennen wir seit mehreren Tagen, die Therapiekonzepte sind längst erstellt und installiert, ab 13 Uhr beginnt die Besuchszeit, Ärzte und Schwestern erwarten Angehörige. Die Stimmung im Team ist beschwingt und vorweihnachtlich fröhlich. Schon vor Tagen haben unsere Schwestern einen Adventkranz vorne am zentralen Stützpunkt aufgehängt, wo wir die Sitzvisiten abhalten und Befunde besprechen. Wo sonst nur sandfarbenes Metall die Wände ziert, PCs, Monitore und Telefone stehen, duftet es seit einigen Tagen nach Tannennadeln. Den Plafond des Aufenthaltsraumes schmückt, wie eine Wäscheleine kreuz und quer gespannt, eine lange Schnur, von der Tannenzweige und kleine Geschenkspäckchen herunterhängen. Auf den Päckchen stehen die Namen von Mitarbeitern, Schwestern, Pflegern und Ärzten, sorgfältig abgestimmt auf den Dienstplan vom 1. bis zum 24. Dezember. Hinter der Eckbank und an den Wänden hängen Tannenzweige, und es riecht nach Wald und frisch geschnittenem Holz. Entspannte Gesichter lächeln. Einige Mitarbeiter suchen geschwind Münzen aus ihren Geldbörsen. Die Stationsgehilfin wartet neben ihnen, ihre Hände in die Hüften gestützt. Sie macht sich in wenigen Minuten auf, um Mittagessen zu fassen für alle, die wollen. Diese Gelegenheit möchte niemand versäumen. Konzentriert zählen unsere junge Ärztin und eine Schwester ihre Cents auf den Tisch, die Vorfreude auf eine Mahlzeit in stressfreier Atmosphäre in ihren Gesichtern. Bald sind die Essensbestellungen abgeschlossen. Die Stationsgehilfin nimmt das gesammelte Geld, holt aus der Teeküche den Rollwagen, auf dem das leere Geschirr scheppert – unsere wohlwollenden Blicke begleiten sie, als sie mit dem Rollwagen davonrattert. Ich will kein komplettes Mittagsmenü, sonst ermüde ich. Aber ich nutze den ruhigen Lauf der Arbeit, melde mich beim Assistenzarzt ab und schlendere zur Eingangshalle des riesigen Krankenhauses.

Beim Postamt in der Halle gebe ich zwei Briefe auf, gelockert und froh, keine Warteschlange behindert mich am Schalter. Nach einem Baguette mit Schinken gelüstet mich, als ich den Feinkostladen passiere – das gönne ich mir später nach der Hauptmittagszeit, wenn sich hier weniger Menschen drängen. Nutze noch den gemächlichen Gang der Arbeit und schiebe zehn Ruheminuten ein. In deinem Dienstzimmer auf der Ebene 14, sage ich zu mir selbst. Im dicht besetzten Aufzug fahre ich nach oben.

Auf der Ebene 7 steigt Hans Wallner zu, ein Kollege und Freund, mit dem ich vor vielen Jahren zusammengearbeitet habe, ein hagerer bleicher Bursche mit dünnem Vollbart, ein harter Arbeiter, scheu und gewissenhaft. Wir treffen uns nur alle heiligen Zeiten. Hans dürfte wieder einmal von einer seiner selbst finanzierten Forschungsreisen einen kurzen Abstecher nach Wien gemacht haben. Wir freuen uns über das unerwartete Wiedersehen, reichen uns inmitten der im Aufzug zusammengepferchten Menschen die Hand.

»Du hast dich doch einmal mit Krisenintervention beschäftigt«, sagt er leise und zieht seinen Kopf ein. »Bei uns hat ein 9-jähriges Mädchen seine Mutter durch Selbstmord verloren und braucht Hilfe. Kannst du mir jemanden vermitteln?«

»Unser Psychologe hat ein Netzwerk für Krisenintervention aufgebaut«, antworte ich, während der Kollege meine Hand immer noch festhält. Uns fällt gar nicht auf, dass wir im überfüllten Aufzug über das Schicksal einer Familie reden. Diese distanzlosen Dialoge im Lift hasse ich, wenn ich sie von anderen mit anhören muss, weil ich finde, dass sie die Intimsphäre der Betroffenen verletzen und die Vertraulichkeit missachten. Heute bemerke ich im Nachhinein: Ich bin selbst der Versuchung erlegen.

»Der Psychologe müsste schon da sein, er beginnt um 13 Uhr. Komm, wir gehen zu ihm!« Auf der Ebene 13 verlassen wir beide den Aufzug, oder werden vielmehr von der geballten Menschenmasse über die Lifttürschwelle hinausgeworfen. Endlich lässt Hans erleichtert meine Hand los. Das Kind wartet bereits. Wir müssen sofort helfen. Ich verspüre Freude in mir, Dankbarkeit auch, dass ich Hilfe vermitteln kann. Und Stolz außerdem, denn die Krisenintervention an unserer Intensivstation habe ich vor zwei Jahren ins Leben gerufen. Wir gehen schnell in Richtung Station. Knapp bevor wir eintreten, ertönt schrill mein Piepser: Die Station ruft, zeigt das Display! Jene, die wir soeben betreten. Umso besser, dass ich mich nicht für 10 Minuten zum Ausruhen hingelegt habe.

»Haben Sie mich angepiepst, Frau Doktor?« – Die Assistenzärztin prüft und ordnet einen Berg von Befunden, die aus dem Labor eingetroffen sind. Die Stationsgehilfin bringt das Mittagessen, es duftet und dampft unter den Topfdeckeln hervor.

»Ja! Herr Professor Mendel hat aus dem Gastroskopieraum angerufen und um ein Intensivbett angefragt. Ein Patient blutet praktisch unstillbar aus dem Ösophagus[6]. Falls sich die Blutung nicht stillen lässt und Zeichen des Schocks eintreten, braucht er eine Intensivstation.«

Ich spüre, wie Körper und Denken in einen Zustand der Konzentration und der leichten Spannung versetzt werden. Es gibt Arbeit. In einer Art Sog, einem angespannten Schwung beginnen sich meine Kräfte zu fokussieren, und ich stelle meinen Kollegen Hans dem Psychologen vor. Er tritt soeben seinen Dienst an, bestaunt und genießt die Gemütlichkeit des weihnachtlich geschmückten Aufenthaltsraumes, bevor er sich um die nach und nach eintreffenden Besucher kümmert. Hans bedankt sich, sofort vertiefen sich die beiden ins Gespräch.

Nächster Schritt: der blutende Patient im beginnenden Kreislaufversagen. Soll ich warten, bis wir wieder angerufen werden? Oder dem Patienten und seinem Problem, das mich in Gedanken schon beschäftigt, entgegengehen? Ich sehe ihn mir gleich an, beschließe ich. Will einschätzen, ob er die Intensivstation braucht oder nicht, jetzt sofort oder später.

»Wir müssen wahrscheinlich einen siebenten Patienten akut aufnehmen!«, informiere ich den Stationspfleger. Unsere Station ist mit acht belegbaren Intensivpositionen ausgestattet. Laut Personalschlüssel sollen wir nur sechs Patienten führen, weil unser Pflegepersonalstand gekürzt wurde. Begeistert ist er nicht, achselzuckend stimmt er zu.

»Ich sehe mir den Patienten an«, melde ich der Assistenzärztin, lasse den Kollegen Hans und den Psychologen zurück. Warten auf den Aufzug. Muss von der Ebene 13 auf die Ebene 7. Um die Mittagszeit spießt sich der Aufzugsverkehr. Normalerweise warte ich gelassen und bin stolz darauf, doch jetzt beschleicht mich Ungeduld und leichte, aber spürbare Nervosität. Endlich! Bis zur Ebene 7 hält der Aufzug drei Mal. Besucher, die sich verirrt haben, drängen aus und ein. Ein Arzt mit braun gebranntem Gesicht erzählt seinem Kollegen in der offenen Türe noch die Pointe eines Witzes fertig, den er beim letzten lustigen Abend gehört hat, bevor er die Aufzugstüre zum Weiterfahren freigibt. Ihr schallendes Lachen klingt nach. Ich hasse solche erzwungene Verzögerungen und beiße die Zähne zusammen. In der Gastroskopie scheint alles ruhig. Eine junge Frau, abgemagert, mit zugespitztem Gesicht, eingefallenen, graugelben Wangen, liegt wartend in ihrem Bett auf dem Gang. Ich grüße kurz, eile aber an ihr vorbei und lasse sie alleine zurück. Alles ruhig hier. Wo ist der kritisch kranke Patient? Die ersten beiden Endoskopiezimmer stehen leer, kein Mensch weit und breit zu sehen.

Als ich die Tür zum dritten Zimmer öffne, schlägt mir ein Wirbel von Piepsen und Aufregung entgegen. Menschentrauben rings um den seitlich liegenden Patienten, der sich auf dem Untersuchungstisch unruhig hin und her wälzt. Eine erfahrene Fachärztin führt das Gastroskop[7] – mit unbewegter Miene schaut sie angespannt auf den Monitor, während sie auf den Patienten einredet, ihn mit Worten beruhigen will. Eine junge Assistenzärztin ist damit beschäftigt, die Arme des Patienten, der versucht, sich das Gastroskop herauszureißen, ruhig zu halten.

»Die ganze Familie steht draußen vor der Tür, sie haben im islamischen Gebetsraum für ihn gebetet!«, ruft eine Schwester. Unsere Seniorprofessorin, die Erfahrenste in der Gastroskopie, steht hinter der Fachärztin. Das siebenköpfige Team richtet all seine Konzentration auf den Patienten und die Blutstillung. Mein Kollege Christian versucht den Patienten adäquat medikamentös ruhig zu stellen, um die Rahmenbedingungen für die Blutstillung zu schaffen. Aber der Patient beruhigt sich nicht. Zwei weitere Schwestern versuchen ihn zu bändigen. Wie alle anderen sind sie in grünes OP-Gewand gekleidet, haben sich fachgerecht Handschuhe und Plastikschürzen angezogen. Plötzlich umklammert der Patient den blutigen, schleimbenetzten Gastroskopschlauch, eine Schwester will ihn daran hindern, er wehrt aber ab, und im Gerangel schmiert er das Blut und den Schleim auf den nackten Unterarm der Schwester. Sie schreit auf, kneift ihre Augen zu und dreht den Kopf zur Seite, während sie mit ausgestreckten Armen den rechten Unterarm des Patienten gegen den Tisch drückt.

»Versteht er Deutsch?«

»Er ist Ägypter.«

Die Narkosemittel wirken auch in hoher Dosis nur schwach. Die Unruhe macht eine Blutstillung sehr schwierig.

»Es ist eine spritzende Blutung bei Pfortaderthrombose und Pfortaderhochdruck!«, erfahre ich im Telegrammstil von meinem Kollegen. Alle sind darum bemüht, den sich aufbäumenden Patienten zu beruhigen: mit Worten, mit Kraft, mit Medikamenten zu verhindern, dass er vom blutübergossenen Untersuchungstisch fällt. Im Gewirr durcheinander gestikulierender Menschenarme versucht die Fachärztin das Gastroskop zu führen, die Feinabstimmung der Steuerungsdrehknöpfe vorzunehmen und die noch immer spritzende Blutung zu stillen.

Blitzartig schlägt der Patient mit dem rechten Arm aus und schleudert die junge Assistenzärztin mit der Wucht dieser Bewegung zu Boden. Er wirft den Kopf wild hin und her, das Gastroskop droht herauszurutschen, die Fachärztin schreit laut auf, die verödete Stelle beginnt neuerlich zu bluten. Mit würgendem, lautem Brüllen erbricht der Patient einen Schwall aus Blut, Schleim, Magensaft und Speiseresten, der sich auf den Boden ergießt und über das grüne OP-Gewand einer Schwester.

Reflexartig weichen einige Helfer zurück. Die Gesichter regungslos, starr, blass und verzerrt. Ein Gefühl der Ohnmacht und des Schauers legt sich über alle Mühen angesichts der unkontrollierbaren Gewalt und der gleichzeitig drohenden Gefahr, dass der Patient verblutet. Die Fachärztin entscheidet, die endoskopische Blutstillung zu beenden, und will mit einer Ballonsonde versuchen, die Blutung abzudrücken.

»Jetzt hat er sicher aspiriert!«, meint Christian besorgt und presst seine Lippen aufeinander.

Es sind genug Ärzte im Zimmer, mein Kollege ist erfahrener Intensivmediziner. Ich bin hier überflüssig.

»Wir werden ihn als Überbelag[8] aufnehmen, falls er ein Intensivbett braucht!« Damit verlasse ich den lauten, von hitziger Anspannung geladenen Raum, mache mich wieder auf zur Station. Die Lautstärke lasse ich hinter mir, die Anspannung nicht. Ich rechne damit, dass dieser Patient die Intensivstation brauchen wird.

Als ich dort eintreffe, berichtet der Psychologe, dass er

Hans und dem Mädchen schon professionelle Betreuung verschaffen konnte. Versuche gelassen und locker zu sein, doch meine Gesichtsmuskeln schmerzen, als hätte ich einen Muskelkater.

»Sie kommen jetzt mit dem Patienten herauf!«, ruft der Stationspfleger, den Telefonhörer in der Hand. Er wirkt längst nicht mehr abweisend gegenüber dieser Notaufnahme, er bittet einen erfahrenen Pfleger, den Patienten als Überbelag zu übernehmen. Der Pfleger willigt sofort ein.

Wir warten. Eine Viertelstunde. Eine halbe Stunde.

»Er wurde jetzt in der Endoskopie intubiert und wird reanimiert«, leitet abermals der Stationspfleger die Meldung vom Telefon weiter an die Mannschaft der Intensivstation. Eine weitere halbe Stunde vergeht. Jetzt was zu Essen holen hat keinen Sinn, obwohl der Magen knurrt und sich alle paar Minuten zusammenkrampft. Hätte zum Frühstück was essen sollen.

»Aufnahme!«, schallt es in der Umbettung. Ein Tross von Ärzten und Schwestern schiebt den Patienten. Blut überall: Sein hellgelbes Nachthemd ist mit großen roten Flecken übersät und liegt lose und zusammengeknäuelt über seinem Geschlecht. Eine Schwester geht neben dem Bett her und beatmet mit dem Ambubeutel[9]. Die anderen schieben oder tragen Monitore nebenher. Die Fachärztin, deren Handschuhe blutbeschmiert sind, sagt im Hereingehen:

»Die Familie steht vorne bei der Leitstelle: Die Gattin ist verzweifelt. Eine Freundin ist bei ihr, und einige Männer stehen da. Sie haben natürlich mitgekriegt, dass eine ernste Komplikation eingetreten ist. Ich habe der Frau schon mitgeteilt, dass ihr Mann reanimiert werden musste. Sie ist sofort zusammengebrochen. Ich habe ihr Psychopaxtropfen[10] gegeben, aber sie tobt vor Verzweiflung.«

Während wir reden, wird der Patient in einer Lache von Blut und Erbrochenem auf die Intensivbett-Position geführt. Der Assistenzarzt zieht eine weiße Plastikschürze und Handschuhe über und macht sich bereit für die ersten Interventionen; schließt den Patienten an das Beatmungsgerät an, kontrolliert die Vitalfunktionen.

»Puls taste ich keinen!«, meint er in meine Richtung, Rat suchend.

»Immerhin Sinusrhythmus[11]!«, meint mein Kollege Christian, »es hat eine dreiviertel Stunde gedauert, bis sein Herz wieder geschlagen hat. 16 Milligramm Adrenalin!«

Draußen die in Schrecken versetzte Familie; vorne bei den Aufzügen, wo jetzt am frühen Nachmittag viele Besucher hin und her gehen. Ich muss hier dem Assistenzarzt bei der Arterienpunktion helfen. Der Blutdruck ist extrem niedrig, die Arterienpunktion deswegen schwierig, weil man den orientierenden Pulsschlag nicht ertasten kann. Wir brauchen unbedingt eine Blutdruckmessung. Die Kollegin versucht die Punktion. Es klappt nicht. Jede Minute ist kostbar.

»Ich werde es versuchen«, übernehme ich, »wenn die Punktion der Arteria radialis[12] nicht gelingt, setzen wir einen Femoralarterienkatheter[13]!«

Während ich die Arterienpunktion beginne, räumen die Personen, die den Patienten heraufgebracht haben, ihre Sachen zusammen, den Transportrespirator, Infusionsständer und Schläuche, und verlassen der Reihe nach die Intensivstation. Die Spannung der letzten zwei Stunden lässt für sie jetzt nach, Müdigkeit und Erschöpfung geben sich bei ihnen zu erkennen. Eine der Schwestern schüttelt den Kopf, eine andere hebt zum Gruß wortlos die Hand, erleichtert und matt geht einer nach dem anderen hinaus.

Nach einigem Probieren gelingt die Arterienpunktion. Blutdruck nur 60 zu 40 mmHg[14], Herzfrequenz 130 pro Minute. Der Patient braucht Flüssigkeit: Elohäst[15] und die mitgebrachten Blutkonserven. Und einen Noradrenalinperfusor[16]! Wir haben jetzt unsere Hände an Atmung und Kreislauf, die Voraussetzung, dass wir den lebensbedrohten Patienten führen können. Der erste Blutgasbefund ist katastrophal: pH 6.75, Laktat 17 mmol/L. Zeichen schwerster Übersäuerung durch die lange Reanimation, den extrem niedrigen Blutdruck über zu lange Zeit. Die Arterienpunktion muss ich beinahe kniend vornehmen, das Spezialbett ist defekt und lässt sich nicht hochpumpen. Der Blutdruck steigt minimal. Jetzt kann ich den Assistenzarzt und den erfahrenen Pfleger einen Augenblick allein lassen. Muss hinaus zu den Angehörigen des 43-jährigen Ägypters. Die Fachärztin aus der Endoskopie geht voraus, hin zur Frau, während ich nachsehe, ob der Besucherraum hinter der Leitstelle frei ist.

Die Frau sitzt in einem fahrbaren Lehnstuhl, neben den weißen Sitzen vor den Aufzügen. Sie trägt ein langes dunkelblaues Kleid, ähnlich einer Toga, ein schwarzer Schleier verdeckt ihr Haar. Sie dürfte Mitte dreißig sein, ihr Gesicht ist jugendlich, aber gezeichnet von Tränen und Verzweiflung. Ihre Lider sind vom Weinen verschwollen, mit weiten Augen sieht sie mich an, in großer Erwartung: »Geht es ihm schon besser?«

Aber ich muss das Gegenteil sagen: »Ihr Mann hat eine

schwere Blutung und dabei einen Atem- und Herzkreislaufstillstand erlitten. Er musste wiederbelebt werden und ist auf unsere Intensivstation gebracht worden. Atmung und Kreislauf werden mit Apparaten und Medikamenten unterstützt. Sein Zustand ist sehr kritisch ...«

Mit einem lang gezogenen Schrei lässt sich die Frau, ihr Gesicht in den Händen vergraben, aus dem Lehnstuhl auf den Boden gleiten und wälzt sich hin und her. Gott sei Dank hat sie sich nicht verletzt! – Ist sie nicht aus dem Stehen hingestürzt und auf den harten Boden aufgeschlagen. Ihre Freundin beugt sich über sie. Zwei Kinder im Alter von etwa 8 und 12 Jahren sitzen in den weißen Stühlen und schauen mit unbewegter Miene auf die Frau hinunter. Ihre kleinen Füße lassen sie baumeln.

»Sollen wir ihr was spritzen?«, meint die Fachärztin und streift sich mit ihrem Oberarm den Schweiß von der Stirn.

Einige Männer, die zur Familie gehören, eilen herbei. Einer weint. Alle wollen wissen, wie es dem Patienten geht. Die Frau schreit und klagt. Ich weiß zwar: Menschen aus dem islamischen Kulturkreis trauern so; das soll und darf ich nicht unterbinden, muss es ermöglichen und zulassen, sogar fördern. Aber da sind andere Menschen, die vorbeigehen, sich mit der Hand den offenen Mund zuhalten, verunsicherte Besucher anderer Patienten, andere Schicksale. Einer zeigt entgeistert auf die Frau, die mit den Fäusten auf den Boden hämmert.

»Wir gehen in den Besucherraum hinüber. Ist Ihnen das recht?«, frage ich sie. Ohne Zustimmung und ohne Ablehnung gelingt es irgendwie, die Frau wieder in den Lehnstuhl zu kriegen und von diesem öffentlichen Ort in die Abgeschiedenheit des zwar fensterlosen, aber immerhin verfügbaren Besucherraumes hinter der Leitstelle zu bringen. Die Fachärztin senkt den Kopf. Ihr bleiches, ernstes Gesicht verrät die Anstrengung der letzten Stunden, den vergeblichen und schreckensvollen Kampf um die Blutstillung. Ihre Stimme klingt resigniert, als sie sich verabschiedet:

»Die Reanimation war ein einziger Horror, der überlebt das bestimmt nicht! Und ja: Der Cava-Katheter[17] wurde unter praktisch unsterilen Bedingungen gestochen.«

Unser Psychologe – längst hat er den geschmückten Aufenthaltsraum verlassen – kommt hinzu. Wir nützen die Selbststützungskraft der Familie. Auch die Kinder sind beim Trauern dabei, erleben einen Aspekt des Lebens. Sie wirken ernst, aber keineswegs geschockt.

»Wir wollen sofort zu ihm!«, fordern die Frau und einige Männer. Erst vor zwei Wochen hat uns eine Intensivschwester aus dem Team in ihrem Vortrag erklärt: Es ist eine heilige Pflicht für Muslime, für jeden in der Familie und im Freundeskreis, ihre Mitmenschen zu besuchen, wenn sie krank sind.

Vor kurzem las ich einen Artikel des Präsidenten der europäischen Intensivgesellschaft in einer Fachzeitschrift unter dem Titel »Open the doors of our ICUs«[18]:

Wir müssen die Tore ganz aufmachen, die Verwandten hereinlassen, alte Grenzen überschreiten, überkommene Muster unterbrechen, mit Althergebrachtem brechen. Und die große Familie bedrängt. Sie wollen sofort hinein. Alle. Soll ich ihnen den Anblick ihres geliebten Mannes, ihres Freundes zumuten in einer Umgebung, wie sie sich jetzt darbietet? Sollen sie den blutbefleckten Körper eines Menschen sehen, der an Kabel angeschlossen, mit einem zerrissenen, schmutzigen Nachthemd notdürftig zugedeckt ist, im Erbrochenen liegt und gerade Stuhlabgang gehabt hat?

Ich erkläre den Angehörigen, der Patient benötige zumindest die wichtigste Basispflege, waschen, das Bett sauber machen, gleich danach dürften sie hinein. Mit Mühe lassen sie sich für wenige Minuten vertrösten.

»Das Blutgas ist besser!«, informiert mich der junge Assistenzarzt: »Aber die Pupillen sind weit und lichtstarr!«

Ich spüre seine Enttäuschung, die meine ist offensichtlich.

Pfleger Alexander und seine Kolleginnen beeilen sich, waschen das Erbrochene und den Stuhl vom Körper des Patienten, und das Blut, hieven ihn in ein neues Bett, entwirren das Schlauch- und Kabelkonvolut, saugen ihn tracheal ab, decken ihn mit einer sauberen Decke zu, kontrollieren die Füllungsdrucke in den Ballons der Magensonde, richten die angeordneten Medikamente her, dokumentieren die Aufnahmedaten. Schnell und heftig atmend kommt der Pfleger auf mich zu, wischt sich den Schweiß ab:

»Sie können sie jetzt hereinlassen!«

Der Patient ist sauber versorgt, der Stuhlgeruch hängt noch im Raum. Die Frau und die Freunde des Patienten lassen sich nicht mehr aufhalten. Keine Zeit, über das Ambiente einer Intensivstation zu informieren, welche Maschinen da stehen, was für Schläuche in welche Körperöffnungen führen und weshalb; wie die herumstehenden Geräte den Patienten unterstützen. Acht Menschen drängen zugleich ins Zimmer, draußen treffen weitere ein. Es hat keinen Sinn, sie aufzuhalten. Sie stellen sich ums Bett herum. Die Frau beugt sich über die Bettdecke, über die Füße ihres Mannes, und lässt sich gleich wieder auf den Boden sinken, der nur notdürftig gereinigt worden ist. Der athletische Pfleger verhindert, dass sie sich dabei verletzt. Die Freundin der Frau kniet sich zu ihr hin, nimmt ihren Kopf in den Arm. Weinen und Schreien. Tränen auch in den Gesichtern der Männer.

Einer der Patienten in dem Dreierzimmer ist wach und unruhig – nur durch einen Paravent getrennt, hört er das laute Wehklagen. Der Ehemann einer anderen Patientin will Hilfe und Auskunft. Ich versichere ihm, ich werde mich um ihn kümmern. Jetzt mit der ägyptischen Familie reden. Der Psychologe bereitet in unserer Besprechungsecke Stühle vor. Wir bringen die Frau in einem fahrbaren Lehnstuhl dorthin. Einige Männer setzen sich zu uns. Alle Augenpaare richten sich auf mich. Sie flehen um gute Nachrichten, Hoffnung. Vor einer Stunde war die Überlebenschance des Ägypters noch verschwindend klein. Seit fünfzehn Minuten trage ich das Bild seiner starren Pupillen mit mir herum. Mein Magen schmerzt. Die Überlebenschance des Ägypters ist jetzt nicht mehr verschwindend klein. Sie ist verschwunden.

Ich hole eine Flasche Mineralwasser und Gläser. Gedankenfetzen ziehen durch den Kopf, wie ich am besten anfange, wenn ich meine Hiobsbotschaft überbringe. Da nähert sich eine unserer Intensivschwestern, die eine 23-jährige Patientin mit Pilzsepsis betreut, beugt sich von hinten zu mir und flüstert mir ins Ohr: »Frau Jandl hat plötzlich weite, lichtstarre Pupillen.«

Die Schwester und ich wechseln einen kurzen Blick. Dann wende ich mich an den Psychologen:

»Bleiben Sie bitte hier bei der Familie! Ich komme gleich wieder.«

Als ich mit Schwester Regina das Zimmer der jungen Patientin betrete, kommen mir ihre Schwester und ihr Freund entgegen: »Dürfen wir mit Ihnen sprechen, Herr Professor, wir warten schon so lange?«

Ich strecke ihnen die Hand entgegen. Im Zimmer sehe ich meinen Kollegen Ludwig hastig die Dialyseschläuche von der jungen Patientin abhängen. Er hat sich während des ganzen Tages um die Dialysemaschine und den Ablauf der Therapie mit der künstlichen Niere gekümmert. Mit gepresster Stimme, höher, lauter und schneller als sonst, und ohne aufzuschauen sagt er zu mir, während er sich zugleich an Schlauchsystemen, Dreiwegehähnen und Infusionspumpen zu schaffen macht:

»Vielleicht ist es ein Dysäquilibriumsyndrom[19], ich habe zwei Flaschen Mannit angeordnet, die tropfen schon hinein, auf jeden Fall hänge ich die Dialyse sofort ab! Noradrenalin habe ich dazugegeben, damit der Perfusionsdruck des Gehirns höher bleibt!«

Ludwig ist seit über acht Jahren Intensivmediziner, engagiert, frisch habilitiert, gescheit, prompt. Sein Blick ist ernst, seine Bewegungen sind flink und jetzt etwas fahrig. Alles ist zu tun, die bedrohlichen Zeichen der Gehirnschwellung bei dieser jungen Frau rückgängig zu machen, der Hirndruck ist mit allen Mitteln zu senken, glaube ich seine Gedanken zu lesen. Sein Gesicht wirkt fahl, als er seine Anordnungen gibt.

»Ich werde mit ihr ins CT fahren!«, beschließe ich, »vereinbaren Sie einen Termin!«, sage ich zur Assistenzärztin.

»Was wird jetzt gemacht? Warum wird die Dialyse abgebaut?«, fragt die Schwester der Patientin, die, statt hinaus in die Umbettungszone zu gehen, vor der Zimmertüre stehen geblieben ist und das Geschehen beobachtet.

»Was ist mit den Pupillen?«, fragt sie weiter ins Zimmer hinein, in dem sich mein Kollege bemüht, im Schnellzugstempo die Dialyse abzuhängen. Vor lauter Eile fallen ihm ein paar Gegenstände aus der Hand, knallen auf den Boden. Der Psychologe schaut durchs Gangfenster herein, sucht mich. – Die ägyptische Familie wartet.

»Ich glaube nicht, dass es eine Konsequenz hat, wenn du mit ihr ins CT fährst!«, ruft mir Ludwig aufgeregt zu. »Die Maßnahmen zur Hirndrucksenkung laufen, wir sollten einfach alles konservativ tun, um den Hirndruck zu senken!«

»Ja, die Dialyse wird abgehängt; kann sein, dass wir ins CT fahren müssen«, informiere ich die Schwester. Von den Pupillen sage ich nichts. Diese sehe ich mir zuerst an. Auf eine Geste von mir begleitet Schwester Regina die junge Frau aus dem Zimmer, stellt sicher, dass sie eine Zeit lang draußen in der Umbettung wartet.

»Sie kann in einer halben Stunde ins CT!«, ruft die Assistenzärztin bei der Türe herein. Der Psychologe erkennt die Situation. Er geht alleine zurück zur ägyptischen Familie. Ich begebe mich zu Frau Jandls Schwester und ihrem Freund, erkläre ihnen jetzt die weiten, lichtstarren Pupillen.

»Wir müssen mit der Computertomographie untersuchen, weshalb der Gehirndruck erhöht ist. Den Grund kennen wir noch nicht. Gegenmaßnahmen haben wir bereits ergriffen. Ich schlage vor, Sie legen eine Pause ein. Gehen Sie einen Kaffee trinken. Bis 20 Uhr sind wir vom CT zurück, und ich kann Ihnen mehr sagen.«

»O.K. Wir werden um 20 Uhr da sein, wir wollen dann gleich wissen, was los ist!«

Angst und Sorge stehen den beiden jungen Leuten ins Gesicht geschrieben. Wahrscheinlich sehe ich in ihrem Gesichtsausdruck nur das Spiegelbild meines eigenen. Die Assistenzärztin, die den Nachtdienst übernimmt, betritt die Station. Über den Zwischenfall in der Gastroskopie ist sie schon informiert. Ich begrüße sie. Die beiden Assistenzärzte übergeben ihr alle Details des Tages.

Meine Aufgabe ist das längst fällige Gespräch mit der ägyptischen Familie. Ich bewege mich auf die Wartenden zu. Die Leere in meinem Kopf und die Müdigkeit in meinem Körper verschwinden schlagartig durch ein lautes »Ho, Ho, Ho!«, das mich aufschreckt. Ein überdimensional großer Nikolo in langem Gewand mit wallendem weißem Bart, einer echten Bischofsmütze und einem roten Umhang taucht aus dem Nichts auf. Einen goldenen Stab in der Hand, schreitet er mit langsamen, schweren Schritten an den Besuchern vorbei durch die Eingangstür. Seine sonore Stimme schallt, freudestrahlend wünscht er allen frohe Weihnachten. Ich kann nicht anders: Ich platze vor Lachen – und unterdrücke es sofort. Was für ein Szenario! Ich ergreife die ausgestreckte Hand des Nikolo, blicke hoch in seine strahlenden Augen.

»Wir sind alle bei der Arbeit, mitten im intensivmedizinischen Geschehen.«

Dass er meinen Blick so offen erwidert, verhindert, dass ich ihn postwendend hinauswerfe. Der Nikolaus versteht und zieht grüßend weiter.

»Es gibt gar keine Hoffnung?«, empfängt mich ein Mann aus der ägyptischen Familie.

»Wir müssen davon ausgehen, dass sein Gehirn durch Sauerstoffmangel schon abgestorben ist«, höre ich mich sagen. Die Frau sitzt ermattet im Lehnstuhl. Ihr Gesicht ist tränenverquollen, aber jetzt weint sie nicht.

»Wie lange kann er noch so weiterleben?«, fragt sie.

»Wahrscheinlich nur wenige Stunden.« Meine Stimme klingt monoton.

»Warum so schnell? Er war gestern noch gesund! Man hätte die Speiseröhrenkrampfadern operieren können. Warum wurde er nicht rechtzeitig operiert? Kann er jetzt operiert werden?«

Bald werde ich ihnen sagen müssen, dass der Patient heute Nacht noch versterben wird – nach meiner Einschätzung, nach bestem Wissen und Gewissen.

»Ich fahre jetzt mit Frau Jandl ins CT!«, meldet die Nachtdienstärztin.

»Kann ich was tun? Mein Blut oder ein Organ spenden?«, fragt der Bruder des ägyptischen Patienten.

»Das ist sehr tapfer und gut gemeint, aber es würde Ihrem Bruder nichts nützen«, erwidere ich.

Der Katecholaminbedarf steigt, die Blutgase verbessern sich vorübergehend. Wir müssen den Therapierückzug erwägen. Weite, lichtstarre Pupillen. Müssen wir in dieser Lage nicht die Katecholamintherapie beenden? Andererseits klingt die Azidose ab, das Laktat sinkt. Nicht gerade jetzt – so einigen wir uns – brechen wir die Kreislaufunterstützung ab. Den klinischen Verlauf der nächsten Stunde sehen wir uns noch an.

Die Nachtdienstschwestern treffen ein. Dienstübergabe um 18:30 Uhr. Die Blutgaswerte beim ägyptischen Patienten verbessern sich weiter. Mein Kollege Ludwig ist bereits zwei Stunden länger da, als seine Arbeitszeit dauert:

»Frau Jandl ist unten im CT, ich gehe jetzt nach Hause.«

Ich drücke ihm die Hand, danke ihm für seine Hilfe. Sein Gesicht ist traurig. Soll ich jetzt die Abendübergabe unterbrechen und mit ihm reden, über den Nachmittag, über die Katastrophe des Gehirndruckes bei der schwerstkranken jungen Frau, dessen Ursache wir noch nicht kennen? Ich finde, es ist besser, er geht nach Hause. Und wir verabschieden uns mit einem Lächeln, das wir uns beide abringen müssen.

Die ägyptische Familie ist bei dem Patienten. Wir hängen keine Katecholamine mehr nach.

»Wir dürfen sein geschwächtes Herz nicht weiter mit aggressiven Kreislaufmitteln aufpeitschen! Es ist wichtig, dass die Familie und Freunde bei ihm sind. Er zieht sich jetzt zurück!«, erkläre ich den ums Bett Stehenden. »Wir müssen damit rechnen, dass er binnen weniger Stunden stirbt.«

»Nach seinem Tod«, wirft nun ein Muslim ein, »soll er nicht obduziert und muss so rasch wie möglich in seine Heimat geflogen und dort begraben werden!« Wenigstens belastet mich diese Forderung heute nicht mehr: Bei Muslimen ist sie selbstverständlich. Einen Totentransport vorzubereiten, wenn der Mensch noch gar nicht tot ist, finde ich in einem solchen Fall längst nicht mehr unethisch.

Piepsen und der regelmäßige Ton der akustischen Pulsüberwachung aus dem Transportmonitor bedeuten: Die Mannschaft kehrt mit Frau Jandl aus dem CT zurück. Ausgedehnte Gehirnabszesse. Wahrscheinlich septische Absiedelungen aus der pilzinfizierten Lunge – und massives Gehirnödem, die Sulci und Gyri nicht mehr darstellbar, die basalen Cisternen aufgebraucht.[20] Das Gehirn der jungen Frau ist durch Abszesse zerstört – trotz aggressiver antibiotischer Therapie. Wir stehen fassungslos und wort-

los vor den CT-Bildern des zerstörten Gehirns: die Nachtdienstärztin, Pfleger Alexander, der seit Stunden den
Ägypter betreut, und ich. Plötzlich dreht sich Alexander
zu mir um und spricht aus, was ich im selben Augenblick
still denke: »Ist das nicht manchmal ein Scheißjob?«

»Wissen Sie, was beim CT herausgekommen ist?«, ruft
Frau Jandls Schwester, die soeben mit ihrem Freund auftaucht. Ich stehe auf, schicke mich an, auf die beiden jungen Leute zuzugehen, um die nächste Katastrophenbot-
schaft zu lancieren – als mein Handy läutet. Ich hebe ab.
Dran ist meine Tochter Katharina. Sie ist sechzehn, hat
voll Freude und Stolz gute Schulnachrichten für mich.
Sage ihr, ich habe gerade einiges zu tun, kann gerne zwei
Minuten mit ihr reden. Sie versteht. Ich erzähle nicht, wie
mir zumute ist, will ihre Freude nicht trüben. Auch mit
meinem Sohn Maximilian spreche ich kurz am Telefon –
er wollte Auskunft über eine Impfung.

Die Schwester der jungen Patientin wartet. Ich bitte sie
ins Ärztezimmer. In der Umbettungszone, aus der die beiden soeben hereingekommen sind, versammeln sich
mehr und mehr Mitglieder der ägyptischen Familie. Die
meisten weinen. Einige lauter als andere. Schluchzen auch
im Zimmer des Ägypters. Das Schließen der Zimmertüre
schneidet das Schluchzen ab. Ich bin erleichtert, weil ich
für das junge Paar wenigstens diesen einen zusätzlichen
Stress entfallen glaube. Zehn Sekunden halte ich inne,
fühle in mich hinein. Spüre Leere. Weiß, was ich zu tun
habe, und weiß: Es ist das Beste, wenn ich einfach beginne. Ich sammle meine Kräfte und stelle wieder den
Blickkontakt her, mit der jungen Frau und ihrem Freund.
Ich kläre sie über den CT-Befund auf, muss heute zum
zweiten Mal sagen, dass das Gehirn eines Patienten abge-

storben und zerstört ist und wir mit dem Tod des Mäd-
chens rechnen müssen – wie die Kreislaufzeichen der
letzten Stunden vermuten lassen –, vielleicht heute Nacht
noch, jedenfalls heute Nacht noch. Ich muss jetzt ihre
Eltern anrufen und sie informieren. Mineralwasser ins
Zimmer. Ich lasse Schwester und Freund alleine. Während
ich die Nummer der Eltern wähle, höre ich erschütterndes
Weinen durch die angelehnte Türe des Ärztezimmers.
Jetzt antwortet die Mutter am anderen Ende der Leitung.
Und wieder überbringe ich die schlechte Nachricht.
Frage, ob ein Seelsorger gewünscht wird.

»Ja, ein Seelsorger soll kommen, ein katholischer.«

Ich frage die Frau, ob ihr Mann auch zu Hause sei. Sie
bejaht. Ich schlage ihr vor, sich mit ihm zu beraten, ob und
wann sie hierher zu ihrer Tochter kommen wollen. Ich organisiere den Seelsorger für 22:30 Uhr. Die Eltern wollen
dabei sein, wenn er kommt.

Vater, Mutter und eine weitere Schwester treffen ein.
Auch der Seelsorger ist erschüttert. Wir reden. Dieselben
Fragen:

»Hätte man die Krankheit früher entdecken können?
Hätten wir sie schon ins Spital schicken sollen, als sie damals verkühlt war, die Sabine?«

Die Mutter hält die Hand ihrer sterbenden Tochter.
Der Vater hält die Hand der Mutter. Abschied nehmen.

Um 23:40 Uhr verstirbt der ägyptische Patient. Alle
seine Verwandten wollen bei ihm sein. Ich spüre über die
Tränen der Männer und Frauen hinaus eine berührende
Verbundenheit zu dem Toten, eine Verbundenheit, wie
eben zu jemandem, den man geliebt hat. Ihre Augen, Herzen, Seelen zieht es wie an unsichtbaren Fäden hin zu dem
Verstorbenen, eine seltsame Kraft erfüllt das Zimmer. Ich

folge dem Prinzip »Open the doors of our ICUs« und lasse sie sich verabschieden – so lange sie wollen. Zwei Familien trauern. Tief, mit unterschiedlichen Symbolen und Ritualen. In ihrer Mitte zwei Seelsorger, ein islamischer und ein katholischer.

Eine halbe Stunde nach Mitternacht verlässt der letzte ägyptische Besucher, der Bruder des Verstorbenen, die Station.

»Ich werde morgen gleich in der Früh im pathologischen Institut anrufen, damit der Verstorbene für den Heimtransport und das Begräbnis freigegeben wird.« Als ob ich ihm eine glückliche Nachricht überbracht hätte, sieht mich der Bruder an, bedankt sich, wischt sich die Tränen aus seinem verweinten Gesicht, strahlt und geht den Gang hinaus.

Das Telefon läutet. Ludwig ist dran. Ich erzähle ihm vom Schicksal der jungen Patientin: »Die Dialyse war es nicht. Auch keine Gehirnblutung. Sepsisherde, Abszesse eines aggressiven Keims haben das Gehirn zerstört und den Gehirndruck ausgelöst. Die Herzfrequenz sinkt bereits«, informiere ich meinen Kollegen, »ich habe ihr auch Sedierung und Analgesie[21] dazugegeben. Die Eltern und Geschwister sind schon bei ihr. Leider können wir sie nicht retten.«

Traurig und leer sind wir beide, doch geben wir Raum, über unsere Betroffenheit zu reden. Eine halbe Minute lang. Die junge Frau verstirbt um vier Uhr morgens im Kreise ihrer Familie. Auch diese Familie gibt sich selbst Halt und verringert die Seelenlast für uns Ärzte, Schwestern und Pfleger.

Halb fünf. Zwei Stunden Schlaf. Bis zur Dienstübergabe in der Früh. Morgen das Moderationsseminar für ärztliche Führungskräfte in Salzburg. Nein, heute! Der Zug geht um 9:16 Uhr.

Dialog mit der Amsel

Das Knirschen des Schnees spüre ich unter meinen Füßen. Sinke bei jedem Schritt, langsam, unter sanftem Knarren ein. Dann wieder Stille. Auf dem Waldweg über der Seestraße, der zu den Bauernhöfen oben am Hang führt, halte ich inne. Abenddämmerung. Dunkelgrau, rosa, violett der Himmel, die Welt weiß bedeckt. Klappe die Seitenränder meiner Mütze hoch, leicht und kalt pfeift mir der Wind um die Ohren. Höre die feinen Schneeflocken. Reichtum überall. Vollkommen. Die Natur ist mir im Augenblick genug. Alles andere, Zusätzliche, ist zu viel. Stört mich. Schmerzt. Auf der Wanderung rund um den See suche ich ein Gasthaus, wo ich einen Tee mit Rum trinken kann; finde keines. Ob ich wohl in einem Privathaus einen Tee bekommen würde, vielleicht freut sich einer über den Besuch eines Unbekannten. Aber nein! Dann müsste ich ja reden, aus der Stille heraustreten. Erklären. Woher ich komme und wer ich bin. Wörter produzieren. Auch Wörter ertrage ich momentan kaum. Nur dann und wann ein Gedicht. Den wortlosen Dialog mit der Amsel auf dem Balkongeländer mag ich. Nichts sonst. Kein Seminar, kein Mediationslehrgang, keine Lehrinhalte, keine Gespräche mit Kursteilnehmern in den Pausen, keinen Dienst im Krankenhaus. Vor einer Woche war meine Tochter bei mir zu Gast. Anna ist fünf. Auch ein vollkommenes Erlebnis. Am Morgen darauf: Dienst.

Samstagmorgen. Automatisch gehe ich ins Krankenhaus. Oranges Dienstgewand anziehen. Los geht's. Immerhin verdiene ich mit dem Wochenenddienst die Monatsmiete für Februar oder März, denke ich. Ich habe meinen Leib in die Arbeit geschickt. Wir sind zu zweit, und den jungen Kollegen kenne ich als wach und fleißig. Sieben Patienten, alle stabil, wenig Arbeit am Samstag. Schon bei der Morgenübergabe stellt sich aber heraus: Die Stabilität der Patienten ist trügerisch. Stabilität ist der falsche Ausdruck. Stagnation trifft die Realität genauer: den limitierten Handlungsspielraum der Ärzte. Der Griff des Todes und nicht die Macht des Menschen machen die Ruhe auf der Station aus. Sie kommt von den ausgebrannten Körpern, nicht vom Überwasser wirksamer Therapien. Eine Ruhe des Versinkens herrscht hier, nicht eine solche des kraftvollen Höhenflugs.

Wer sind die Patienten? Ein fünfzigjähriger Mann mit Leberzellkarzinom im Endstadium. Wir mussten uns entschließen, ihn weder an ein Beatmungsgerät noch an eine Dialysemaschine anzuhängen. Er ist bei Bewusstsein. Ein Universitätsprofessor für Hals-Nasen-Ohrenkrankheiten. Er liegt in seinem Bett in einem unserer Einzelzimmer. Sein kantiges Gesicht hat eine gelblich-graue Farbe, die weißen, kurzen Stoppelbarthaare verstärken den Ausdruck der Anstrengung. Die Backenknochen stehen hervor, was besonders auffällt, wenn er zu sprechen versucht und leise die Wörter formt. Seine Stimme ist heiser, die Augen sind meist geschlossen, er atmet seicht und hastig. Der große Bauch voll Aszites[22] wölbt die Bettdecke kugelförmig in die Höhe, er kann sich fast nicht zur Seite drehen. Manchmal wirft Professor Walter seinen Kopf hin und her, sonst kann er sich kaum bewegen. Die Schwäche und der Wasserbauch halten ihn nieder. Ich betrete das Zimmer. Er öffnet die Augen, nickt grüßend und streckt mir die Hand entgegen. Ich ergreife sie. Seine Augenlider fallen sogleich wieder zu. Er stöhnt im Rhythmus der Atemzüge, und sofort fragt man ihn:

»Herr Professor, haben Sie Schmerzen?«

Er verneint. Nur Durst. Der Professor bekommt Tee. Eine Frau ist bei ihm. Ich kenne sie noch nicht. Herr Walter ist für die Lebertransplantation gelistet. So wie ich seinen Zustand einschätzen muss, kommt eine Transplantation mittlerweile nicht in Frage, bei dem fortschreitenden Karzinom, einer beidseitigen Lungenentzündung und so kraftlos und am Ende, wie er daliegt. Nicht eine Lebertransplantation, sondern sein Tod steht vor der Tür. Das ist die Botschaft meines ersten Angehörigengesprächs an diesem Wochenende, die ich der Frau des Patienten überbringen muss. Die kleine, rundliche Frau, Ende fünfzig, hat sich von dem Stuhl an der rechten Seite des Professors erhoben, als ich den Raum betreten habe. Sie hat kurzes dunkles, dauergewelltes Haar. Ruhig wirkt sie auf mich. Sie gibt mir die Hand. Ihre Augen glänzen und sie lächelt. Dann nimmt sie gleich wieder beide Hände ihres Mannes, beugt sich über ihn, streicht ihm mit der Hand über die Stirn:

»Der Herr Doktor ist da!«, flüstert sie ihm ins Ohr und lächelt mir wieder zu. Herr Walter schaut auf und grüßt erneut.

»Wir holen eine Tasse Früchtetee für Sie, Herr Walter, der wird gut tun«, sage ich. Und dann bitte ich die Frau ins Ärztezimmer. Sie lächelt ihrem Mann zu, winkt. Wir gehen hinaus.

Im Ärztezimmer biete ich ihr unseren Lehnstuhl an, hole mir einen Drehstuhl hinzu und setze mich zu ihr. Sie rückt sogleich nach vorne, richtet sich auf, mit großen Augen liest sie mir jedes Wort von den Lippen ab. Ich sage ihr, dass ihr Mann am Ende seines Lebens angelangt ist, Ärzte und Schwestern sich darauf konzentrieren, ihm Beschwerden zu nehmen oder zu lindern, seine Privatsphäre zu wahren suchen, ohne ihn allein zu lassen. Wir werden ihren Mann nicht mit aufwändiger Technik behandeln, nicht an Respirator oder Dialyse anschließen, wenn Lungen oder Nieren noch schwächer werden, das würde seinen Tod nur um ein paar Tage hinauszögern. Unverwandt richtet die Frau ihren Blick auf mich. Sie hat längst intuitiv gespürt, wie es um ihren Mann steht. Sie ist auch Ärztin, erzählt sie, Schulärztin seit vielen Jahren, sie hat während der letzten Monate miterlebt, wie die Lebenskraft aus dem Körper ihres Mannes gewichen ist, sie fühlt seinen nahen Tod und empfindet so wie wir: Keine Gewalt antun mit Maschinen, wenn die Organe des Menschen ausgebrannt sind und die künstlichen Organunterstützungsverfahren nichts mehr vorfinden, was sie unterstützen könnten. Ihr Blick ruht weiter auf mir, während ich rede:

»Wir geben auf ihn Acht! Eine Schwester oder ein Pfleger steht ihm rund um die Uhr zur Verfügung«, sage ich, »und doch ist das, was Sie für Ihren Mann tun, etwas ganz anderes. Sie geben ihm die Vertrautheit, die wir bei aller Obsorge nicht zu schenken vermögen. Gehen Sie aber manchmal hinaus aus dem Krankenhaus, Spazieren, ins Kaffeehaus, Freunde treffen. Es kommt nicht darauf an, ununterbrochen beim Bett zu verharren. Sie können so lange bleiben und ihn so oft besuchen, wie Sie möchten, aber achten Sie auf Ihre Pausen. Die Vertrautheit ist das Entscheidende, Ihre Stimme, Ihre Berührung, Ihr Da-Sein, das Sie Ihrem Mann regelmäßig schenken.«

Nun wendet die Frau ihren Blick ab. Tränen schießen

ihr in die Augen, heftig schüttelt die Trauer ihren Körper.

»Es ist nicht leicht, wissen Sie!«, sagt sie, nachdem sie sich etwas gefasst hat, und greift nach einem Taschentuch. »Vor 39 Jahren haben wir uns kennen gelernt, und seit 33 Jahren sind wir verheiratet. Wir haben eine wunderbare Zeit verbracht. Die drei Söhne sind erwachsen, zwei davon auch Ärzte, und der dritte hat immer schon andere Pläne gehabt. Der hat eine Elektrikerlehre begonnen. Dann, nach ein paar Jahren, hat er gemerkt: Das passt ihm auch nicht recht. Jetzt holt er im zweiten Bildungsweg die Reifeprüfung nach. Wir haben eine wunderbare Familie, die fest zusammenhält. Und wissen Sie, Herr Doktor, mein Mann und ich haben das gefunden, was es heute so selten gibt. Die große Liebe, von Anfang an. Ja!«

Und wie sie mir jetzt wieder in die Augen sieht, schnürt es mir die Kehle zusammen, und ich klammere mich unmerklich mit beiden Händen am Rand des Stuhles fest. Bilder von Menschen, die ich selbst liebe, tauchen auf. Auch ich hatte das Glück, der Liebe zu begegnen: der Liebe zu Frauen, der Liebe zu meinen Kindern; und die Frau dieses Patienten macht mir klar: Diese Liebe ist zwar nicht in ihrer Tiefe, aber in ihrer irdischen Zeit endlich. Ich empfange Kraft und gebe Kraft während des Gesprächs. Beide verlassen wir das Besprechungszimmer wieder und gehen den Gang entlang zu ihrem Mann, vorbei an zwei Besuchern, die vor dem Zimmer eines anderen Patienten auf Auskunft warten.

»Herr Professor Walter, wir sind wieder da, ich bringe Ihnen Ihre Frau zurück.«

Er nickt lächelnd, sie strahlt, geht auf ihn zu und umfasst mit beiden Händen sein kühles, trockenes Gesicht.

Draußen vor dem anderen Zimmer wende ich mich den Angehörigen des Patienten Goldberg zu, an denen ich vorhin vorbeigegangen bin. Goldberg ist sechzig Jahre alt. Die Krankengeschichte seiner letzten Jahre ist eine dicke Akte geworden. Zuerst die Herzinfarkte, dann zwei Schlaganfälle, die hartnäckige Kopfschmerzen und epileptische Anfälle nach sich gezogen haben. Infolge eines Atemversagens bei Lungenentzündung liegt er auf unserer Intensivstation. In tiefer Narkose ist er mittels Beatmungsschlauch, der über seinen Mund in die Luftröhre eingeführt ist, an den Respirator angeschlossen. Er muss mit hohem künstlichem Aufwand beatmet werden. Nun stehe ich hier auf dem Gang vor seiner Frau und seinem Bruder. Nur drei Meter und eine Glaswand trennen uns vom Patienten. Ihre Stimmung ist bedrückt und besorgt. Sie waren schon mehrmals zu Besuch, haben mit meinen Kollegen gesprochen. Ich stelle mich vor und beginne gleich:

»Nein, seit gestern hat sich nichts Wesentliches verändert! Es herrscht keine unmittelbare Lebensgefahr, auch wenn ich Ihnen noch nicht versichern kann, dass er über den Berg ist. Wie war er denn in seinem Alltag? Wie mobil war er? Konnte er auf sich selbst schauen? Wie sehr war er von fremder Hilfe abhängig?«

Die Frau bricht in derselben Minute in Tränen aus.

»Seit dem zweiten Schlaganfall war er sehr geschwächt. Trotzdem wollte er immer hinaus in die Natur. Das war sein einziger Wunsch. Er hat jede freie Minute in der Natur verbracht. Er war Jäger, müssen Sie wissen. Ich konnte das nicht mit ansehen! Deshalb zog ich ihm sein Jägergewand an und fuhr mit ihm hinaus in den Wald, in die Berge. Ich stieg sogar mit ihm die steile Leiter auf den

Hochsitz hinauf – immer in Sorge wegen seiner Atemnot, dass er nicht ausrutschte. Und ständig diese Angst vor den epileptischen Anfällen!« Die Frau schluchzt in ihre geballten Fäuste.

»Er war eine Seele von einem Menschen, Herr Doktor«, ergreift nun der Bruder das Wort. Mit feuchten Augen schildert er, wie beliebt und geachtet der Patient als ehemaliger Hauptschullehrer war und dass noch heute seine früheren Schüler nach ihm fragen. »Er hat fortwährend nur daran gedacht, wie er anderen Gutes tun kann, sein Leben lang. Und gerade so jemanden trifft das Schicksal so schwer. Wenn ich daran denke, welche Verbrecher schadlos herumlaufen! Und ausgerechnet ihn muss es so erwischen!« Der Bruder legt den Arm um seine Schwägerin, beide schauen mich nun beschwörend und angsterfüllt an.

»Herr Doktor«, setzt der Bruder stockend fort, »wenn mein Bruder ein Pflegefall wird, dann, bitte, halten Sie ihn nicht künstlich am Leben. Er selbst sagte, wenn es ihm nicht bald besser ginge und er wieder stehen, gehen und in den Wald hinauswandern könne, dann möchte er nicht mehr weiterleben. Er wollte kein Pflegefall werden!« Der Mann wendet sich zur Seite und verbirgt sein Gesicht in seinem Taschentuch. Nachdem sich der Bruder uns wieder zugewandt hat, sehe ich die beiden an:

»Ich kann Ihnen noch nicht sagen, ob und bis zu welchem Grad sich Ihr Mann, Ihr Bruder wird erholen können«, versuche ich Ruhe zu bewahren und die Angehörigen zu besänftigen. »Wir wägen täglich ab, bei jedem Patienten, ob wir ihm eine Behandlung, ein künstliches Organersatzverfahren zumuten oder nicht. Wir wollen die technischen und medizinischen Möglichkeiten in den

Dienst der Patienten stellen und sie nicht mit künstlichen Maßnahmen überrollen. Wir werden Ihren Bruder nicht sinnloser Apparatemedizin ausliefern, das verspreche ich Ihnen.«

So als ob sie sich innerlich aufrichteten, atmen die beiden durch. Nicht fröhlich, aber erleichtert drücken sie mir die Hand. »Wenn Sie noch Fragen haben, bevor Sie nach Hause gehen, kommen Sie! Oder rufen Sie an!«

Morgen ist eine Kollegin im Dienst. Alle kennen die Geschichte des Herrn Goldberg. Ich gehe in Richtung Dienstzimmer, die beiden kehren zum Patienten zurück, der Bruder hebt knapp die Hand, um mir zum Abschied zuzuwinken.

»Er wartet schon so lange, der junge David Halström!«, flüstert mir eine unserer Schwestern im Vorbeigehen zu. David Halström kennen wir seit zwei Wochen. Seit eine beidseitige Lungenentzündung und Lungeninfarkte seine Mutter zwangen, ihre Fernreise abzubrechen und sie mit der Flugambulanz ins Krankenhaus eingeliefert und bei uns aufgenommen wurde. Ein großer hagerer Bursche, rotblond wie seine Mutter. Unmittelbar nachdem er von der schweren Krankheit der Mutter erfahren hatte, ist er von Hamburg nach Wien gereist. In einer schlichten Pension ist er abgestiegen. Heute Morgen hat mir ein Kollege erzählt, Davids Onkel sei vor einigen Tagen eingetroffen und unterstütze ihn als Sponsor und Gesprächspartner. David ist 25 Jahre alt. Er ist als Einzelkind bei der allein erziehenden Mutter aufgewachsen. Ihre Verbundenheit ist tief. Während der letzten zwei Wochen musste der Junge einige Male ganz unterschiedliche Aufklärungsgespräche – als nächster Angehöriger – über sich ergehen lassen.

Über Ursachen und Auswirkung der Lungeninfarkte, welche Keime die Lungen infiziert haben, über die Tiefe der Narkose, die Varianten der aufwändigen Beatmung, über Fieber und Kreislauffunktion. Der Junge hat stets alles genau wissen wollen, und dennoch leidet er unter den meisten aufklärenden Mitteilungen. Die wenigen Schritte in Richtung Verbesserung sind klein gewesen, und es hat Rückschläge gegeben. Die Bilanz der bisherigen zwei Wochen Intensivstation: zur bakteriellen Lungenentzündung ist eine Pilzinfektion hinzugekommen. Sonst keine Veränderung. Der Krankheitszustand der 50-jährigen Frau ist unverändert bedrohlich, auch wenn sie nicht unmittelbar in Lebensgefahr schwebt. Wir müssen darauf achten, minimale Verbesserungen im Therapieverlauf nicht zu optimistisch hervorzuheben, damit nicht minimale Verschlechterungen des Zustandes der Patientin den Jungen in Irritation und Verzweiflung stürzen. David steht vor mir.

»Darf ich fragen, ob sich seit gestern etwas verändert hat?« David hat von Anfang an die roten, grünen und blauen Kurven des Überwachungsmonitors genau registriert und die Beatmungskennzahlen auf dem Respirator verfolgt. Jeder Piepser, jeder Alarmton versetzt ihn in Sorge. Sein Seelenzustand sei vor einigen Tagen auf einem Tiefpunkt angelangt, sagte der Kollege in der Früh, doch der Onkel habe als Mentor fungiert und David aufrichten können. Das habe auch unser Stationspsychologe so befunden, der den Jungen seit zwei Wochen kennt und, wie wir alle, froh über die Wendung sei.

»Es hat sich nichts verändert, Herr Halström!«, antworte ich.

»Aber gestern«, entgegnet der junge Mann mit weicher

Stimme, wie um sich beinahe vorbeugend zu entschuldigen, »hat Ihr Kollege gemeint, die Beatmung sei schwieriger geworden und Sie müssen vielleicht heute den Pleuraerguss auf der rechten Seite punktieren.«

»Dieser Pleuraerguss ist tatsächlich groß, doch durch die Entwässerungsmittel hat Ihre Mutter viel Harn ausgeschieden, der Pleuraerguss hat abgenommen, beeinträchtigt die Entfaltung der Lungen nicht mehr so stark. Deswegen haben wir von einer Punktion Abstand genommen, die auch ein Blutungsrisiko in sich birgt.«

»Ah, das heißt, es ist besser geworden!«

»So gesehen, ja, Herr Halström. Insgesamt kann ich Ihnen versichern, obwohl wir viel Geduld aufbringen mussten und weiterhin werden aufbringen müssen: Ihre Mutter hatte heute einen guten Tag.«

Mittlerweile ist auch der Onkel zu uns gestoßen: »Siehst du, David, eine gute Nachricht!«

Ich spüre den hageren rotblonden Jungen erleichtert aufatmen. Gerne würde ich ihm von noch größeren Fortschritten berichten, doch das kann ich nicht. Das Auftauchen des Onkels empfindet jeder einzelne in unserem Betreuerteam als Entlastung. Er hat nicht nur Unterkunft und Aufenthalt für seinen Neffen bezahlt, er hat ihn in jeder Hinsicht gestärkt. Das erleichtert unsere Arbeit. Beinahe beglückt gibt mir der Junge nun die Hand und geht ans Bett seiner Mutter. Da ist für ihn seit zwei Wochen der Mittelpunkt der Welt.

»Ein Arzt auf Position 7!«, höre ich die Stimme aus dem Wandlautsprecher. Ivanka Zolin ist ein 15-jähriges Mädchen aus Bosnien mit schwerer, progredienter Lungentuberkulose und Mehrorganversagen. Ich muss auf Position 7.

Im Seminarhotel, Zimmer 308,
am Dreikönigstag 2003, 14:45 Uhr:

Vor zehn Minuten aus Wien angekommen; aus meinem ersten Wochenenddienst in diesem neuen Jahr. Dreihundertsechzig Kilometer. Das Seminar »Die Bedeutung des Rechts in der Mediation« läuft seit zwei Stunden. Habe mich telefonisch entschuldigt, dass ich später aus dem Dienst komme. Das Seminar dauert zwei Tage. Danach zwei Module desselben Lehrgangs: »Public Relations und Mediation« und die so genannte »Schreibwerkstatt«, insgesamt eine Woche Kurs. In fünfzehn Minuten ist die Nachmittagspause zu Ende; dann muss ich – verspätet – ins beginnende Seminar einsteigen. Gestern Abend ist Ivanka Zolin verstorben. Nicht schon wieder wirst du einen Fall beschreiben, es ist doch immer dasselbe!

»Fahren Sie ruhig für ein paar Tage nach Hause nach Bosnien!«, habe ich gestern Morgen zu Ivankas Mutter gesagt. Schon zwei Stunden später musste ich alles revidieren. »Sie müssen bleiben. Ivankas Zustand verschlechtert sich kritisch. Sie können jetzt nicht nach Bosnien fahren!« Luci, die zehnjährige Schwester Ivankas, schaute Comics im Fernsehen, sprang auf dem gepolsterten Lehnstuhl bei der Leitstelle auf und ab, lief unermüdlich hin und her, auf engstem Raum, auf den Wogen ihrer Kraft und Trauer, nachdem ich ihr von Ivankas Tod berichtet hatte, immer dieses Lächeln im kleinen, fahlen Gesicht. Auch unser Stationspsychologe war da, unbezahlt, feiertags, sein Haar zerrauft, gefasst und betroffen. Dann fuhr ich weg, hinaus aus der Klinik. Auf und davon. Auf den Wogen meiner Kraft und Trauer. Hielt die Hände fest am Steuer. Noch eine Doppel-CD von STS eingepackt.

Von der Stadtgrenze Wien bis nach Kärnten blieb ich

immer auf der dritten Spur. Ich weinte, was ich konnte. Nur weg! Hinaus! Das Hinaus zulassen. Ist das mein Thema? Über die Betreuer, die Reaktionsphase der Helfer? Kurz nach dem Autobahnknotenpunkt Seebenstein fährt mein Fuß mit einem Ruck vom Gaspedal. Ein Unfall auf der gegenüberliegenden Fahrbahnseite! Den Bruchteil einer Sekunde überlege ich. Dann bremse ich jäh ab, fahre auf den Pannenstreifen. Neblig, stürmisch, kalt, Nieselregen. Ich muss zweihundert Meter zurücklaufen. Die Stelle, an der ich notparke, ist unübersichtlich. Schalte die Warnblinkanlage ein. Die Kühle scheint meinem heißen, tränenverschmierten Gesicht gut zu tun. Ich renne und überquere die drei Fahrstreifen – wildes Hupen eines knapp an mir Vorbeirasenden. Klettere über die Mittellinienplanken. Einige Wagen haben bei den Unfallfahrzeugen angehalten, ein Helfer warnt, mit beiden Armen winkend, in einiger Entfernung die Autofahrer. Viel Blechschaden. Eine Frau sitzt zitternd in ihrem Fahrersitz, sie blutet stark aus Schnittwunden im Gesicht. Die Wagentüre ist verbeult und steht offen. Ein Mann hat seinen Arm um die Schultern der Frau gelegt und spricht mit ihr. Er ist Arzt. Rettung und Polizei sind verständigt, sagt einer der Umstehenden, die helfen wollen. Ins Schleudern geraten auf dem Eis. Das rechte Vorderrad des zertrümmerten Autos, das den drei jungen Burschen gehört, liegt auf der mittleren Fahrspur zwischen Glasscherben und weggerissenen Stoßstangen. Viel Blech ist zertrümmert. Sonst sind – bis auf den Schock – keine Personen sichtbar zu Schaden gekommen. Polizei und Rettung treffen ein. Ein Polizist fordert einen zweiten Rettungswagen an. Ob ich noch was tun kann? Der Polizeiinspektor dankt. Die Rettungshelfer reden mit der verletzten Frau und legen sie behutsam auf die Bahre. Genug Helfer. Ich merke, wie meine Hände zittern. Mich friert. Mit verschränkten Armen zurück zum Wagen.

Beim Über-die-Leitplanken-Steigen rutsche ich aus, stürze auf die Fahrbahn. Wildes Hupen eines an mir Vorbeirasenden. Ich sehe im Nebel die orangen Lichter meines Wagens blinken. Endlich! Einsteigen. Tür zu. Heizung auf. Einmal durchatmen. Musik ein. Und weiter.

Im Gasthof am See,
Mittwoch, 8. Januar 2003, gegen 19:15 Uhr:
Noch überblicke ich nicht, was heute Nachmittag geschehen ist. Ich bin ganz woanders gelandet als dort, wohin ich aufgebrochen bin. Konnte mich nicht konzentrieren. Bin aus dem Seminar ausgestiegen. Für die ganze restliche Woche. Ich fühlte mich heute in diese Veranstaltung gezwungen, und das quälte mich. Es ging alles sehr schnell. Mit pochendem Herzschlag meldete ich mich zu Wort, erklärte den Seminarleitern, dass ich Zeit für mich brauche. Drückte ihnen die Hand. »Gute Reise!«, wünschten sie. Binnen zehn Minuten war gepackt. Wischte den dichten Schnee vom Wagen und fuhr los. Jetzt bin ich hier. Höre die feinen Schneeflocken und die Amsel auf dem Balkongeländer.

Nervös rutsche ich in der vordersten Reihe des vollen Vortragssaals auf der Sitzbank hin und her und klammere mich mit beiden Händen an das Schreibpult. Mein Vorredner hat seine Zeit schon um 20 Minuten überzogen, das ganze Programm ist hoffnungslos verschleppt, und ich ärgere mich einmal mehr über das Versagen der beiden Chairmen. Das Zeitmanagement ist ihnen total entglitten. Einer meiner erfahreneren Assistenzärzte vertritt mich auf der Intensivstation, während ich hier, ein paar Stockwerke tiefer, jetzt verspätet und voller Groll ans Rednerpult trete, weil ich eingeladen worden bin, zum Thema »Metabolismus in der Sepsis« zu sprechen. Eine große Ehre. Auch wenn die Veranstalter kein Honorar zahlen, darf man so etwas nicht ausschlagen. Es ist immerhin die Österreichische Gesellschaft für Intensivmedizin, die hier ihren jährlichen Kongress abhält, und das Meeting hat sehr guten Zulauf; dieses Jahr mehr als 600 Teilnehmer aus dem deutschen Sprachraum. Ich bin seit Jahren gewohnt, Vorträge zu halten, bei unterschiedlichsten Bedingungen. Aber heute fühle ich mich unwohl: Trotz einiger Vorbereitung habe ich die Dias mehr oder weniger aus alten Vorträgen zusammengewürfelt. Ich habe es nicht geschafft, mich so in das Thema einzuarbeiten, wie ich ursprünglich wollte. Die Zeit ist mir zerronnen.

Vor kurzem wurde ich vom Klinikvorstand als Leiter der Intensivstation eingesetzt. Während der Wochenenden musste ich meine Echokardiographiekenntnisse[23] verbessern. Im Oberarztdienst wechseln wir uns zu dritt ab. Das heißt zehn Dienste im Monat oder mehr. Momentan ärgere ich mich über das aus den Fugen geratene Zeitmanagement, und mir ist mulmig zumute, wenn ich an die Intensivstation denke. Die Patienten sind alle in sehr instabilen Krankheitszuständen, und ich will mein junges Team nicht zu lange allein lassen. In einer Stunde ist der Termin beim Klinikvorstand: Statistik, Projekte, Forschungsförderung, Mitarbeiterverträge, Erlässe, Verlängerungen. Auch für dieses Gespräch wollte ich mich besser vorbereiten, doch ...

»... begrüße ich einen Spezialisten auf dem Gebiet der Stoffwechselforschung ...«, höre ich den Chairman ankündigen. Und sehe mich zum Rednerpult gehen, den Spezialisten, der sich gerne auf diesen Vortrag vorbereitet hätte.

Ich schließe. Alle applaudieren, und ich nehme erleichtert wahr, die Zuhörer haben in ihrer Aufmerksamkeit nicht nachgelassen und trotz allem vom Vortrag profitiert. Einige stellen Fragen, die genaues Zuhören und praxisorientiertes Interesse bekunden. Am liebsten würde ich sofort losrennen, auf die Station, kurz nach dem Rechten sehen. Mittagessen kommt nicht in Frage, meine Unterlagen für den Klinikchef zusammenschlichten; ich muss diesen Termin wahrnehmen, dann ist er wieder eine Zeit lang weg, und ich will die anstehenden Punkte erledigt haben. Die beiden Vorsitzenden scheinen jedoch für Zeit überhaupt keine Antennen zu besitzen. Sie beginnen sich in Fragen hineinzusteigen, Kommentare abzugeben, einander in Belesenheit zu übertrumpfen. Ich bin auf die Folter gespannt, antworte knapp, doch auch mein Auf-die-Uhr-Schauen lässt sie unbeeindruckt. Endlich kommen sie zum Schluss, weil die Mittagspause aufgebraucht ist und die erste Nachmittagssitzung beginnt. Ich bin erlöst, zumindest von meiner Vortragspflicht.

Ich schüttle Hände, bahne mir einen Weg durch die aus dem Saal strömenden und zugleich in den Saal hereindrängenden Kongressbesucher. Auf der Station presst mein Kollege Alexander nur die Lippen aufeinander, als ich ihn frage, ob alles halbwegs stabil sei.

»Ich bin in einer Stunde zurück! Bin beim Klinikvorstand zum Jour fixe.«

Alexander nickt, und ich hetze mit einem Bündel an Unterlagen zu den Aufzügen. In den vergangenen Wochen, den ersten Wochen meiner Stationsleitung, hatten wir auf der Intensivstation viele Tote zu beklagen. Tragische Schicksale, auch junge Menschen, die starben. An einem Tag verloren wir drei Männer zwischen 30 und 40 Jahren, die an fortgeschrittener alkoholbedingter Leberzirrhose litten, im Blutungsschock[24] und im septischen Mehrorganversagen[25]. Die erhöhte Mortalität belastet das ganze Team, das sich ohnedies in einem Umbruch befindet. Binnen der letzten zwei Jahre haben vier erfahrene habilitierte Intensivmediziner das Team verlassen, weil sie in höhere Primariatsfunktionen aufgestiegen sind. Ich, der damals Jüngste, bin nun von einem Jahr zum anderen der Dienstälteste. Bin ich nur der Älteste von allen Jungen hier? Bin ich auch tatsächlich der mit der meisten Erfahrung? Bin ich mir meiner Stärken und Schwächen genug bewusst? Diese Gedankensplitter holen mich wieder ein und spuken mir durchs Gehirn, während ich zusammen mit Dutzenden Ungeduldigen auf den Aufzug warte.

Um 14 Uhr ist der Termin. Jetzt ist es zwei Minuten davor. Ich nehme den Hörer vom Wandtelefon und teile im Sekretariat mit, ich komme ein paar Minuten später. Aus dem Aufzug, der von unten nach oben fährt, steigt mein früherer Chef, mein Vorgänger, ein renommierter Intensivmediziner, Präsident der Intensivgesellschaft, die eben tagt. Er grüßt freundlich und strahlt. Er fragt, ob er im Laufe des Nachmittags mit einigen Kongressteilnehmern die Station besuchen dürfe. Vielleicht könne ich ihm und den Besuchern eine kleine Führung organisieren, die Diagnosen und laufenden Therapien bei den Patienten erklären.

»Natürlich, gerne!«, antworte ich – und denke an die schwierige, teils aussichtslose Situation der Patienten, die wir betreuen, an die viele Arbeit, die heute im Dienst noch ansteht: Befunde vidieren, Katheter stechen, Auskünfte erteilen an die Besucher. Irgendwie wird sich die Führung für die Gäste ausgehen.

Noch immer kein Aufzug. Durch den Kongress ist der Fahrbetrieb noch mehr blockiert, als er zu dieser Tageszeit ohnedies ist. Auf die Frage des Professors »Wie geht's?« berichte ich auch von den vielen Toten in den letzten Wochen und dass die derzeitige Mortalitätsrate über 35 Prozent liege. Der Professor wird ernst. Er starrt mich ungläubig an; er neigt den Kopf zur Seite, zieht die Augenbrauen hoch und bläst die Luft aus den pausbackigen Wangen. Das leise Zischen der Luft fährt durch mich hindurch, und ich fühle mich wie ein Versager.

»Das ist eine enorm hohe Mortalitätsrate; wir hatten jahrelang 25 Prozent; ich meine, alles über 30 ist nicht nur streng zu hinterfragen, sondern drückt auch unerträglich auf die Teamseele!« Als wüsste ich das nicht.

»Also dann, bis später!« – verabschiede ich mich leise und quetsche mich mit der ersten Hälfte der Wartenden in den ersten von oben nach unten fahrenden Aufzug.

Der Klinikchef spricht leise. Auch seine tüchtige Sekretärin hat es sich vor Jahren angewöhnt, ihn leise anzusprechen, und da an dieser Frau nichts und niemand vorbeigeht, ist alles um den Klinikchef herum von dem sonst im Spital herrschenden, oft enervierenden Hintergrundlärm gefiltert. Ich spüre diese Ruhe, diese Stille jetzt besonders angenehm. Die Sekretärin verschwindet kurz im Chefzimmer; schon nach ein paar Sekunden erscheint sie wieder durch die angelehnte Türe. Jetzt werde ich vorgelassen.

Der Klinikvorstand erhebt sich. Ich kenne seine schlanke, hagere, spartanisch wirkende Gestalt praktisch nur im weißen Arztmantel. Und in Krawatte. Die ist meist klassisch, aber dann und wann auch überraschend gewagt und schrill. So stelle ich mir den Kaiser Franz Joseph vor, einen von früh bis spät hart arbeitenden höchsten Beamten, der verlässlich und genau ist. Er hat mir das Vertrauen geschenkt und mich, gegen einigen Widerstand, zum Leiter der Station bestellt. Wir haben eine Vereinbarung getroffen: Er gewährt mir an der Intensivstation maximale Autonomie, und ich halte ihn maximal informiert. Er begrüßt mich leise, fast flüsternd, drückt mir die Hand und weist mir einen Platz an seinem Schreibtisch zu. Skripten, Bücher und Fachzeitschriften sind säuberlich gestapelt. Hinter seinem Drehstuhl, gepolstert und mit hoher Lehne, steht ein kleiner Bücherschrank mit Glastüren, versperrbar. Und die Fächer für die Dia-Journale gefallen mir besonders gut, und wenn ich einmal groß bin, denke ich, will ich auch so ein schönes Büro haben.

Ich bringe meine Punkte vor: formale und doch wichtige. Fristen sind einzuhalten, ablaufende Verträge zu erneuern, finanzielle Unterstützungen zu besprechen. Noch bevor ich damit im Einzelnen beginnen kann, zeigt mir der Herr Professor das Schreiben eines Primarius, der gerne seinen Mitarbeiter zu uns zum Hospitieren schicken wolle. Leider lässt sich dieser Punkt nicht mit einem kurzen Ja abhaken, wie es in meinem Sinne wäre. Der Professor beginnt, ausführlich über die rechtlichen Rahmenbedingungen des Gastarztstatus zu referieren und wie wichtig es sei, dass auswärtige Ärzte nur Beobachterstatus hätten, keinesfalls aktiv in die Routinearbeit eingebunden sein dürften. Es gebe auch einen neuen Erlass seitens des Bundesministeriums für Wissenschaft und Forschung über den Ablauf von Werkverträgen, und eine Steuerprüfung des Forschungskontos sei in nächster Zeit zu erwarten, bei dem wir alle Ein- und Ausgänge der letzten drei Jahre genau rekonstruieren müssten, und es müsse für alle Ein- und Ausgänge auch einen vertraglichen Hintergrund geben, und wir müssten diese Schriftstücke sammeln. Ich solle mich mit seiner Sekretärin zusammensetzen, eine genaue Liste erstellen und am besten mit Fußnoten angeben, welche Originalbelege diese Ein- und Ausgänge dokumentierten, die Originale kopieren und der Liste beilegen und mir abermals einen Termin mit ihm vereinbaren, am besten über das Sekretariat, bei dem ich dann mit ihm alles durchsehen und durchgehen könne. In der darauf folgenden Pause ersuche ich geschwind um die Unterschrift für die Überweisung eines Betrages für eine Fachzeitschrift, die wir für die Intensivstation abonniert haben. Der Professor zögert. Er setzt seine Brille auf.

»Diese Periodika unterstütze ich nicht mehr. Wir müssen sparen und die allgemeine Fachbibliothek benützen, wir können Fachzeitschriften nicht auf jeder Station anschaffen; abgesehen von den Kosten auch eine Platzfrage!«

Ich wetze auf dem Stuhl hin und her. Mehr als eine halbe Stunde meiner offiziellen Gesprächszeit ist aufgebraucht, und wir stocken hier in, wie es mir scheint, unwichtigen Details. Ich behelfe mir mit der Tagesordnungspunkteliste, die ich vor unseren Jours fixes immer anfertige und von der ich weiß, dass sie der Klinikvorstand liebt, weil er Listen generell liebt.

Ich lege ihm die Liste auf den Tisch und weise ihn auf die drei aus meiner Sicht wichtigsten Punkte hin.

»Bitte!«, sagt er.

»Der wichtigste Punkt ist«, beginne ich, »die Zusammenarbeitsvereinbarung mit der Firma Nueva für die nächste Zwölfmonatsfrist ab Mai unter Dach und Fach zu kriegen, damit unser jüngster Kollege auf Drittmittelbasis angestellt bleiben kann. Wie Sie wissen, ist das Leitthema des gemeinsamen Projekts zwischen Nueva und unserer Klinik die ...« Mein Pager piepst. Die Intensivstation ruft.

»Wollen Sie telefonieren?«, bietet der Klinikvorstand sein Tischtelefon an. Ich darf mich in seinen ledergepolsterten Managersessel setzen; ich wähle und fühle mich gar nicht wie ein Manager.

»Hallo, hier Edi!«, höre ich eine bekannte Stimme aus dem Hörer beben. Es ist der Stationspfleger. »Wo sind Sie?«

»Im Sekretariat des Klinikvorstands. Was gibt's?«

»Hier spielen sich schreckliche Szenen ab! Herr Wenger hat Kammerflimmern und wird reanimiert, und die Kardiologen sind gekommen und beginnen, eine ECMO[26] anzuhängen. Alles ist durcheinander, das Bett voller Blut! Sie sollten kommen!«

»Ja, ich komme.«

Einige Sekunden Stille. Still ist es im Büro des Klinikvorstands sowieso immer, und ich wirke auch still, ruhig, aber was jetzt nach außen wirkt, ist nicht die gepflegte Ruhe, eher die Ruhe eines Paralysierten.

»Tut mir Leid, ich muss hinauf! Ein Notfall. Wir müssen abbrechen.« – Verständnisvoll schüttelt mir der Klinikvorstand die Hand.

»Wenn Sie mir nur die Liste möglichst bald vorbereiten, das hat Priorität!«, höre ich ihn noch sagen, während ich meine Papiere zusammenraffe und zur Tür eile.

Der Patient Alois Wenger ist 47. Er liegt in einem Dreierzimmer. Er leidet an fortgeschrittener Lungenfibrose und ist nur unter schwierigsten Bedingungen zu beatmen. Eine Lungenentzündung verhindert die Transplantation. Die extrem niedrigen Sauerstoffwerte im Blut haben uns seit Tagen Sorgen bereitet. Ich betrete die Station. Alle Besucher hat man in den Vorraum gebeten und die Zwischentüre geschlossen. Frau Wenger befindet sich unter den Besuchern, die hinausgebeten worden sind. Beide Hände vor den Mund geschlagen, die Augen weit aufgerissen, kommt sie auf mich zu.

»Ist was passiert, Herr Doktor?«

Ich bitte die erschrockene Frau, auf einem der weißen Klappstühle aus Plastik Platz zu nehmen. Sonst kann ich ihr keinen Raum, keinen Ort zum Hinsetzen anbieten. Auch die anderen Besucherinnen und Besucher kann ich ja nicht – im wahrsten Sinn des Wortes – vor die Tür setzen. Als ich die Zwischentüre vom Vorraum zur Intensivstation öffne, dringt mir ein Gewirr von Tosen, Piepsen und Rufen entgegen. Rasch drücke ich die Türe hinter mir wieder zu. Im Dreierzimmer des Patienten Wenger wimmelt es von orange und grün gekleideten Personen. Unser Oberarzt, mein Kollege Alexander, kniet auf dem Bett und macht mit beiden durchgestreckten Armen die Herzmassage; einer der von der Kardiologie herbeigeholten Ärzte drückt auf eine blutspritzende Stelle an der rechten Leiste des Patienten. Der andere, ein Dozent der Kardiologie, versucht, einen dicken Schlauch in die Arteria femoralis[27] links einzulegen. Ums Bett herum stehen einige Schwestern. Über den Boden ergießt sich eine Blutlache. Kardiotechniker rollen die ECMO-Maschine ans Zimmer heran. Durch die Reanimationsstöße abgehackt, hechelt Alexander im Telegrammstil:

»Habe die Kardiologen gerufen, eine ECMO zu legen! Als letzten Ausweg!«

Mehrere Schwestern und unsere zwei Studenten kommen aus anderen Krankenzimmern. Mit kreideweißem Gesicht fixiert der Stationspfleger den Dozenten, dem es unter den unruhigen Reanimationsbedingungen auch nach wiederholten Versuchen nicht gelingt, den Katheter über den Führungsdraht zu schieben.

»Die Pupillen sind weit und lichtstarr!«, sagt eine Schwester leise zu dem sich voll in die Reanimation hineinsteigernden Oberarzt.

»Trotzdem. Weiter!«, keucht der.

»Das ist ja ein kompletter Wahnsinn, was Sie hier machen! Glauben Sie wirklich, dass das noch etwas bringt?«, herrscht der Stationspfleger jetzt den kardiologischen Oberarzt an, der vor wenigen Minuten offensichtlich für diesen komplizierten Eingriff zu Hilfe gekommen ist. Der Oberarzt schreckt auf, nimmt seine beiden in blutüberströmten sterilen Einmalhandschuhen steckenden Hände vom Patienten, dreht sich um und bellt zurück:

»Also, bitte, ich bin von euch gebeten worden, hier bei diesem Patienten eine ECMO zu legen! Sie haben nicht das Recht, mich anzuflegeln!«

Nachdem ich ein paar Sekunden das Szenario beobachtet habe, schreite ich ein. In einem solchen Augenblick, soviel habe ich gelernt, bringt ein lautes, aufgeregtes Streitgespräch überhaupt nichts. Es hilft niemandem, wenn auch ich mich aufrege. In solchen Situationen hilft nur eins: Ruhe bewahren, auch wenn die Ruhe oft nur gespielt ist, führen und Verantwortung übernehmen:

»Ich will, dass bitte alle, die Herrn Wenger nicht betreuen, aus dem Zimmer gehen!« Von 15 Personen schicke ich acht hinaus.

»Peter, bitte mach weiter mit der ECMO, wie Alexander dich gebeten hat! Defibrillator noch einmal, 300 Kilojoule! Alles weg von dem Patienten – und Schuss!« Der leblose Körper bäumt sich auf unter dem Stromschlag.

»Lös' mich ab!«, bittet Alexander einen unserer Jungärzte. Alexanders krause Haare kleben an seinem verschwitzten Kopf. Der Jungarzt reanimiert. Endlich gelingt es dem sich abmühenden, erfahrenen Kardiologiedozenten, den Katheter in die Arterie zu positionieren.

»Pupillen noch immer weit und starr!«, höre ich heiser rufen.

»Also, ich will, dass dieser Wahnsinn endlich eingestellt wird!«, schreit der Stationspfleger, »der Patient ist doch längst so gut wie tot!«

»Konzentriere dich auf deine Aufgabe!«, sagt bestimmt und ruhig Regina, eine unserer erfahrensten Intensivschwestern zu dem in Verzweiflung und Wut zitternden Pfleger.

»Zu entscheiden, ob ECMO oder nicht, ist nicht deine Aufgabe!«

»Wir machen weiter mit der ECMO!«, ordne ich unmissverständlich an.

»Endlich! Ich bin bald so weit!«, keucht Peter, und ich spüre, wie ich leise aufatme.

Kopfschüttelnd steht der Pfleger da. Er nähert sich Alexander, der die Kardiologen zu Hilfe geholt hat, während sich dieser mit einer Hand voll Papiertüchern den triefenden Schweiß von der Stirn wischt.

»Wieso hast du die ECMO angeordnet? Das ist ein Horror! Schau dir das Blutbad an!«

Wütend dreht sich Alexander um, der sich eine halbe Stunde lang unaufhörlich mit der erfolglosen Herzmassage abgemüht hat, und zischt aus 20 Zentimetern Augenabstand den Pfleger an:

»Deine Meinung spielt überhaupt keine Rolle! Nur damit du hier klar siehst!«

Und sein ausgestreckter Zeigefinger droht und zittert vor dem Gesicht des Stationspflegers.

»Herzmassage kurz pausieren!«

Kein Herzrhythmus.

»Weiter massieren!«, rufe ich dem ebenfalls schon erschöpften jungen Kollegen zu. Vom weißen Patientenbett ist kaum was zu sehen. Ein Blutsee bedeckt die Abdecktücher und das Leinentuch. Blutige Schläuche, gebrauchte Nadeln, Drähte. Noch mehr Blut ist auf den Boden geronnen. In der Hektik der Reanimation und Stechversuche ist hier die Gefahr der Stichverletzung besonders hoch. Ich bin froh, dass die Katheter gesetzt sind.

»Rasch das ganze scharfe Zeug weg!«, sage ich im Befehlston zu Peter und der neben ihm stehenden Schwester

Regina, die Herrn Wenger hauptverantwortlich pflegt.

Plötzlich öffnet sich die Zwischentüre zum Vorraum.

»Ich habe doch extra eine Schwester hinausgeschickt, dass sie sich um die wartenden Besucher kümmert und niemanden hereinlässt! Wieso ...« Mein ehemaliger Chef, mein Vorgänger, streckt mit freundlichem Strahlen seinen Kopf durch den Türspalt, und noch bevor ich irgendetwas sagen kann, folgt ihm eine aus vier Kongressteilnehmern bestehende Gruppe. In Zivil, alle mit Namensschild. Drei Herren in Anzug und Krawatte, eine blonde Dame in dunkelblauem Kostüm mit weißer Bluse und Brosche. Und hinter ihr sehe ich den Kopf der Frau Wenger, die wieder – oder noch immer – beide Hände vor den Mund hält, und sehe, wie die schwere rostrote Eisentüre vor ihrem Gesicht ins Schloss zurückfällt.

»Haben Sie jetzt ein bisschen Zeit für uns?«, fragt Professor Herbst freundlich. Wütend, bleich und kopfschüttelnd stampft der Stationspfleger aus dem Zimmer. Alexander faucht ihm eine nur halb verständliche Verwünschung hinterher. Schwester Regina zieht die Augenbrauen hoch:

»Geht die Reanimation noch weiter?«

»Ja!«, antworte ich.

»Ich sehe, Sie haben jetzt wohl keine Zeit«, tönt laut lachend Professor Herbst, »aber umso besser, dann sehen die Gäste gleich, wie hart die Realität sein kann.« Während ich weiterhin die Wiederbelebung leite, stellen sich die Besucher und mein Vorgänger auf dem Gang auf, stellen sich nebeneinander und schauen durch das breite Glasfenster auf uns Reanimierende herein. Ich fühle mich wie ein Tier im Zoo. Sie schauen auf das Reanimationsszenario, auf das Blut, die blutigen Schläuche, den mar-

morierten zyanotischen Körper, sie hören die Alarm-
geräusche, das Piepsen, sehen die blutbespritzten Maschinen. Die blonde Frau zieht den Kopf ein, ihre Mundwinkel zeigen nach unten. Sie blickt zu Professor Herbst hinauf. Der schüttelt den Kopf, spricht irgendetwas, das ich
durch die Glaswand natürlich nicht hören kann, dann
lacht er laut auf, was ich hören und sehen kann. Die anderen lachen auch. Worüber? Über mich? Mein Versagen.

Ich würde sie alle am liebsten hinauswerfen, doch ich
tue es nicht, weil ich mir denke, dass sich das nicht gehört;
ich kann den früheren Leiter doch nicht von der Station
weisen! Die denken sich bestimmt, was für Stümper hier
doch am Werk sind, denke ich, eine Katastrophe, denke
ich, was sie sich denken, die Gäste, über unsere Station,
über alles, was uns hier außer Kontrolle gerät, über mich.

»Herzmassage Pause! Moment!«

Ein Puls. Endlich. Ungläubiges Warten, einige Sekunden lang. Tatsächlich! Nach mehr als einer Stunde Herzmassage und zahlreichen Defibrillationen schlägt das
Herz des Patienten Wenger endlich wieder. Die Kardiotechniker haben gemeinsam mit den Kardiologen die
ECMO-Maschine angeschlossen. Wir haben keine Übung
im Umgang mit dieser Maschine. Die meisten unserer
Pflegepersonen und Ärzte sind darin nicht ausgebildet,
und einen Intensivpatienten mit einer ECMO zu führen,
bedeutet einen erheblichen Aufwand. Deswegen sind
auch Kardiologen und Kardiotechniker zu Hilfe gerufen
worden. Erschöpft steigt der junge Kollege vom Bett herunter. Schwester Regina kriegt Unterstützung beim Säu-
bern des Bettes und beim Pflegen von Herrn Wenger. Das
Herz des Patienten schlägt wieder. Die Maschinen sind installiert. Wir haben ein wenig Zeit, um aufzuräumen. Die

Gäste stehen da und kommentieren irgendwas durchs Glasfenster, wahrscheinlich reden sie noch immer über das Chaos hier, über mich. Ich bitte die Stationsgehilfin, das Blut auf dem Boden zuerst von der rechten Patientenseite wegzuwischen, damit ich mit dem Echokardiographiegerät hereinkann.

Die Pupillen des Herrn Wenger sind nach wie vor starr und weit. Die Ultraschalluntersuchung zeigt, das seit Monaten geschwächte und langwierig wiederbelebte Herz kontrahiert sich nur minimal; EKG und Puls sind zwar vorhanden, doch das Herz pumpt kaum mehr Blut weiter. Die Blutgasanalysen zeigen das Bild eines therapierefraktären kardiogenen Schocks[28]. Katecholamine erhöhen den Blutdruck nur geringfügig und nur für Minuten. Die Pupillen sind jetzt seit über eineinhalb Stunden unverändert. Frau Wenger steht in der Türe. Sie hat das Warten nicht mehr ertragen und ist einfach hereingekommen. Ich gehe schnell zu ihr und erkläre: Das sind Gäste, Ärztekollegen von dem Intensivkongress; nehme sie am Arm und begleite sie zum Ärztezimmer. Wir gehen am Stationsaufenthaltsraum vorüber. Alexander und der junge Kollege sitzen beim Kaffee und rauchen eine Zigarette. Alexander hält seinen Kopf nach vorn geneigt, ganz nahe an der Tischplatte, seine Arme ausgestreckt, und argumentiert mit heftigen Armbewegungen auf den jungen Kollegen ein, während er in salvenartigen Stößen mit seinen Beinen wippt. Ich schließe die Türe zum Ärztezimmer. Setze mich zu Frau Wenger.

»Ist wieder alles in Ordnung?«, fragt sie.

Ich gebe mir fünf Sekunden Verschnaufpause. Dann rücke ich näher hin. Schaue der Frau in die Augen und beginne einmal sachlich zu erklären, was geschehen ist. Sagen muss ich ihr letztlich, ihr Mann hat einen Gehirn-schaden durch Sauerstoffmangel erlitten und wird bei irreversiblem Herz-Lungenversagen trotz aller Rettungs-versuche sterben, binnen der nächsten Stunden. Die Pause hilft: die fünf Sekunden und danach die sachliche Anlaufstrecke des Aufklärungsgespräches. In dieser kur-zen Phase sammle und orientiere ich mich selbst ein wenig, nach der Anspannung, der Konzentration und dem Schauer der letzten Stunde:

»Ihr Mann hat bei seiner Lungenerkrankung, der Lun-genentzündung und der Herzschwäche einen Herzstill-stand erlitten, um halb drei Uhr am Nachmittag. Wahr-scheinlich ausgelöst durch Sauerstoffmangel im Blut, da der Sauerstoff auch bei maximaler Beatmung von den Lungen kaum mehr aufgenommen wird. Unser Oberarzt hat versucht, mit Hilfe der Kardiologen diese ECMO-Maschine zu installieren, durch die das Blut außerhalb des Körpers mit Sauerstoff versorgt und vom Kohlendioxid befreit wird. Diese Maschine ist jetzt in Betrieb gebracht worden. Über eine Stunde lang wurde Ihr Mann wieder-belebt, sein Herz schlägt seit 10 Minuten.«

»Also ist wieder alles in Ordnung, ja?«

»Frau Wenger! Leider nicht. Das Leiden Ihres Mannes ist schwer. Lunge und Herz sind bis zur Erschöpfung aus-gebrannt. Der Herzstillstand verursachte eine vorüber-gehende Minderversorgung des Gehirns. Im Ultraschall sehen wir zwar eine Herzaktion, doch zu schwach, ein Großteil seiner Organe kann nicht mehr genügend durch-blutet werden.

»Aber – was sagen Sie da? Heißt das, er stirbt?«

»Wir müssen damit rechnen.«

»Nein! Sagen Sie mir, dass es noch eine Hoffnung gibt!

Sagen Sie mir, dass es noch einen Funken Hoffnung gibt!«

Die Türe zum Ärztezimmer öffnet sich, und Herr Professor Herbst schaut herein:

»Wir kommen vielleicht morgen noch einmal.«

Ich kann es kaum erwarten, denke ich mir und bin froh, als er die Türe wieder schließt.

»Wir werden binnen der nächsten zwei, drei Stunden sehen, ob die Sauerstoffversorgung durch die ECMO-Maschine Hoffnung geben kann. Wir müssen aber auch damit rechnen, dass er stirbt.«

Schwester Regina öffnet die Tür.

»Sollen wir einen Seelsorger holen?«

Wortlos nicke ich; ich will nicht im selben Moment die Frage an die Frau weitergeben.

»Ist das Bett schon sauber, kann ich mit Frau Wenger hinein zu ihm?«, frage ich stattdessen.

»Ja, Sie können hinein.«

Wir stehen am Bett. Ich sehe den Patienten an. Der Stationspfleger hat Recht, denke ich. Wir beatmen einen Leichnam. Blaugraue Haut, ein weit offener Mund, ein bis auf die künstlichen Thoraxbewegungen regungsloser, wächserner Körper. Aus dem Mund ragt der Beatmungsschlauch. Die extrakorporale Blutpumpe pumpt das schwarzrote Blut im Kreis. Die Pupillen sind fast ein Zentimeter große schwarze Löcher. Die Strategie mit der ECMO war der letzte Rettungsversuch, aber es ist zu spät. Die Organfunktionen bei diesem Patienten sind erloschen. Nach zwei Stunden müssen wir erkennen: Es ist unethisch, irgendein Medikament zu steigern, und fragwürdig, Maschinen weiterlaufen zu lassen. Auf den Wunsch Frau Wengers kommt der Seelsorger. Ich kläre ihn kurz auf, dann gehen wir zum Patienten. Wir alle spüren den nahen Tod. Ich ordne an, die Katecholamintherapie zu beenden. Alexander öffnet die Tür zum Zimmer.

»Ich gehe jetzt!« Ich nicke, schüttle ihm die Hand.
»Danke, dass du wirklich alles versucht hast!«

»Bis morgen«, gibt er zurück und geht mit gesenktem
Kopf, hustend, Zigaretten und Feuerzeug in der Hand, in
die Garderobe. Er schließt die Tür hinter sich.

Um 18:30 Uhr finden sich Ärzte, Schwestern und Pfleger
zur Dienstübergabe ein. Herr Wenger liegt im Sterben.
Seine letzten Minuten.

»Die vom Tagdienst wollen endlich gehen!«, drängt
eine Schwester. Das heißt, ich muss zur Übergabe, doch
wir wollen die Frau nicht allein beim Sterbenden zurücklassen.

»Ich bleibe solange bei ihr!«, flüstert Schwester Regina.

Ich begebe mich zur versammelten Mannschaft. Als
wir mit dem ersten Patienten beginnen, alarmiert der
Monitor bei Herrn Wenger. Nulllinie. Ich stehe rasch auf –
gehe hin zur Frau und ihrem eben verstorbenen Mann.
Zwinge mir eine Minute Stille und Innehalten ab. Erkläre
ihr, indem ich sie bei der Hand nehme, dass ihr Mann jetzt
gestorben ist. Sie schaut mich entgeistert an, dann wirft
sie sich mit ihrem Oberkörper auf das Bett des Toten und
umarmt ihn in einem Weinkrampf. Schwester Regina legt
ihr ihre Hand auf die Schultern. Heftiges Weinen schüttelt
die Frau. Ich muss endlich die Übergabe zu Ende bringen.
Regina bleibt bei ihr. Als ich mit der Abendübergabe fertig
bin, kommt mir Frau Wenger entgegen. Sie hat bis jetzt
mit der Schwester in der Umbettungszone gewartet, während Pfleger die Schläuche aus dem Toten entfernen, sein

Gesicht waschen und ihn herrichten, damit man ihn noch einmal anschauen, sich von ihm verabschieden kann. Frau Wenger will nicht mehr hinein, sie will nur nach Hause.

»Ich danke Ihnen!«, sagt sie, »ich weiß, Sie haben bestimmt alles für meinen Mann getan.« Und sie drückt mir die Hand, nimmt ihren Mantel und ihre Tasche und läuft bei der Türe hinaus, den Gang entlang zu den Aufzügen.

Mechanisch setze ich einen Schritt vor den anderen, als ich den Hügel zur Straßenbahnhaltestelle hinuntergehe. Nicht ich gehe. Es geht mich, automatisch, heim. Meine Freundin wartet sicher schon. Ich bin spät dran, und letzte Woche hatte ich jeden Tag Nachtdienst. Heute ist der erste freie Abend für uns. Ich öffne die Wohnungstür und trete ein.

»Wo bleibst du so lange, wir sollten doch schon um acht bei der Party sein!«

»Was denn für eine Party? Ach, du meine Güte, das habe ich komplett vergessen!«, räuspere ich mich mit belegter Stimme.

»Tja, das ist ja wieder einmal typisch! Na komm, zieh dich schnell um; ich habe dir dein Hemd schon gebügelt und dort hingelegt!«

Ich lasse mich aufs Wohnzimmersofa fallen.

Was mache ich da? Was soll ich zu so einer blöden Party gehen? Ich will nicht. Ich will heute am liebsten niemanden mehr sehen. Ich werde nur mürrisch sein und mit finsterem, abweisendem Gesicht herumsitzen, im besten Fall einen unfreundlichen Spießer abgeben. Ich will nicht. Also, wieso tue ich's dann? – denke ich.

»Hör mal, Schatz, wärst du sehr böse, wenn ich nicht hingehe?«

Pause. Schweigen.

»Also weißt du, alles was recht ist. Mir reicht's schon langsam. Da bist du nächtelang weg, und wir haben das schon vor zwei Monaten vereinbart! Dann gehe ich eben allein hin! Ich werde schon jemanden finden, mit dem ich mich unterhalten kann!«

Spricht's und knallt die Wohnungstür zu. Scheiße! Ich sinke noch tiefer ins weiche Sofa und starre in den Raum. Minutenlang. Dann arbeite ich mich irgendwie hoch, gehe in die Küche, nehme die Schnapsflasche aus dem Kühlschrank und ein kaltes Bier; hole die Zigaretten aus der Tischlade; setze mich aufs Klosett und ziehe mir eine halbe Flasche Bier hinein, ausgetrocknet wie ich bin. Der Schnaps schmeckt würzig, nach Zirbenwald, und brennt hinunter. Tut mir gut, denke ich. Bin nicht mehr so angespannt. Bis auf die Unterhose habe ich alles ausgezogen, weil ich kein zigarettenrauchverstunkenes Gewand mag. Die tiefen Inhalationen machen mich leicht schwindelig. Der Rauch steigt auf, brennt in den Augen, und ich kneife sie zu. Ich höre die Wohnungstüre aufsperren und zuschlagen. Rasch werfe ich die halb gerauchte Zigarette ins Klo, spüle hinunter, trinke den Schnaps aus und schwemme mit Hirter Privatpils nach. Die Lüftung lasse ich eingeschaltet.

»Du bist zurückgekommen?«

»Ja. Allein habe ich auch keine Lust hinzugehen. Ich gehe jetzt schlafen.«

Na dann, gute Nacht. Ich gehe wieder zurück ins Klosett. Das war's für heute, Herr Oberarzt.

Innen und Außen

Unterricht

»Der Herr Medizinalrat hat nicht zu viel versprochen, wenn ich mir Ihre Prüfungsergebnisse, Zeugnisse und Empfehlungsschreiben so ansehe, Herr Dr. Führich«, nickt der Spitalsdirektor. »Sie werden bei uns auf der Nephrologischen Station gebraucht, im ersten Halbjahr. Willkommen! Alles Gute!«

Der junge Arzt ist von Freude und Aufbruchstimmung erfüllt, erhebt sich und dankt. Der Spitalsdirektor schüttelt ihm die Hand. Turnusarzt Dr. Wladimir Führich ist 27. Er wurde dem Spitalsmanagement als tüchtiger Mann avisiert. Sein Mentor ist ein angesehener Chirurg in der Landeshauptstadt. Seit den klinischen Studiensemestern in Graz beeindruckten den jungen Führich am meisten die Patienten. Viele stellten sich für den Unterricht zur Verfügung, bei Praktika, aber auch im Hörsaal, wo sie von den Professoren vorgestellt und untersucht wurden. Die Medizin dreht sich um konkrete Schicksale, nicht nur ums Lernen von biochemischen Reaktionsfolgen und physiologischen Kreisläufen. Es ist nicht egal, ob man Wirkung und Nebenwirkungen eines Pharmakons versteht, sobald man es anordnet, prägte sich Führich ein. Die kranken Menschen, die er vor Augen hatte, überzeugten ihn, wie wichtig gewissenhaftes Studium war. Je weiter der klinische Studienabschnitt voranschritt, Praktika und Famulaturen, desto größer erschien ihm die Verantwortung. Nach dem Studienabschluss arbeitete er ein Jahr lang als Auslandsstipendiat am Institut für Anästhesiologie der Universität Stockholm, lernte mit Narkoseapparaten umgehen und eignete sich erste intensivmedizinische Handgriffe an. Die Oberärzte boten ein gut strukturiertes, interessantes Grundschulungsprogramm an – von ihren Fortbildungen abgesehen –, das drei Monate dauerte und die jungen Assistenzärzte zu ersten einfachen Narkosen befähigte. Führich fieberte vor Eifer und sog alles in sich auf, bestand die Prüfung am Ende der Grundschulung. Seine Arbeit im OP als Junganästhesist motivierte ihn in hohem Maß, und durch die Ausbildungsrituale seiner Lehrer erhielt er Sicherheit: Während des OP-Betriebes ging ein anästhesiologischer Oberarzt auf dem Gang vor den Vorbereitungsräumen auf und ab, patroullierte mit militaristischem Anhauch zwar, doch er war anwesend. Schaute herein in den Operationssaal, fragte die jungen Kollegen, ob sie ihn brauchten. In regelmäßiger Absprache erfolgten auf der Basis gut vorbereiteter Merkblätter die technischen und medikamentösen Therapieschritte während der Narkosen. Es gab ein klares Konzept für den Anfänger und den ständigen Austausch mit den Erfahrenen. Dr. Führich erschien seine Arbeit voll Verantwortung und Sinn.

Und nun ist er in ein neues, anderes Ausbildungsstadium getreten. Sein einjähriges Postdoctoral Fellowship in Stockholm ist zu Ende gegangen. Er fühlt sich einen guten Schritt vorangekommen, und das anästhesiologische Rüstzeug hat sein Selbstvertrauen gestärkt. Eben hat er die ersten Tage als Turnusarzt an der Abteilung für Nephrologie in dem großen Schwerpunktspital der Landeshauptstadt hinter sich. Mit seinen Bewerbungsunterlagen und wohl auch mit dem Einfluss seines Mentors hat Führich die Stelle erhalten und mehrere Mitbewerber aus dem Rennen geschlagen.

»So, so!«, hat ihn der neue Oberarzt begrüßt, »Sie waren also in Stockholm!«

Oberarzt Dr. Richard Zack leitet seit Jahren die Nephrologische Abteilung. Er ist 42, schlank, schwarzes kurzes Haar, trägt einen kleinen Schnurrbart und eine dunkle Brille. Mit flinken Schritten eilt er durch die Gänge, wobei er stets links und rechts alles überblickt. Er schafft ein unglaubliches Arbeitsquantum. Führich ist beeindruckt vom Wissen, dem klinischen Blick und der praktischen Erfahrung seines Oberarztes.

»Wenn du einen Patienten zu Zack schickst, kannst du davon ausgehen, dass er nicht nur nephrologisch rasch und exakt abgeklärt wird und prompt seine adäquate Therapie erhält, dein Patient ist ganzheitlich internistisch durchuntersucht!«, weiß ein Allgemeinmediziner zu erzählen, der seine Patienten im Spital besucht. Dr. Richard Zack hasst Faulenzer, Duckmäuser, Trödelei und Parasiten, die mit anderen mitschwimmen und die Arbeit scheuen. Gegenüber Musterschülern ist er argwöhnisch, und Günstlingswirtschaft verabscheut er. Diejenigen, die bei ihm gearbeitet haben und längst eigene Ordinationen führen, Nephrologen, Internisten und Allgemeinmediziner, loben ihn; man habe es nicht immer leicht mit ihm, aber er sei fachlich ausgezeichnet und kenne man ihn länger, entdecke man urplötzlich: »Der Mann hat ja ein Herz!« Davon wissen die Erfahrenen zu erzählen.

»Den Neuen, den sie uns von der Universitätsklinik geschickt haben, sehe ich mir genauer an!«, spitzt Zack seinen Mund. Heute ist er mit dem neuen Turnusarzt im Dienst.

»Frau Kennert auf Zimmer 5 klagt über Bauchschmerzen«, meldet die kleine Stationsschwester mit den kurz geschnittenen, schwarz gefärbten Haaren den beiden Turnusärzten. Führich spitzt die Ohren. Sofort spulen sich in seinem Kopf die differentialdiagnostischen Programme ab. Systematisch geht er in seinen Gedanken die Möglichkeiten durch, die als Ursache der Bauchschmerzen zutreffen können, die wahrscheinlichsten zuerst. »Das Häufige ist häufig und – es gibt nichts, was es nicht gibt!«, erinnert er sich an den Leitspruch eines Universitätsprofessors, den er verehrt. Vertieft sich in Gedanken. Sein Kollege neben ihm ordnet die Befunde aus dem Labor. Oberarzt Zack steuert zügig durch die Mitte des langen Ganges auf das Stationszimmer zu. Die Türe zum Zimmer 5 steht offen. Zack biegt kurz ab, schaut ins Zimmer 5, dreht sich ruckartig um, und nach ein paar Schritten steht er schon da.

»Wer war bei Frau Kennert?«

»Noch niemand!«, antwortet prompt die kleine Stationsschwester mit den kurzen schwarzen Haaren. »Ich hab's den Herren Turnusärzten zwar schon gesagt, aber ...«, schaut sie aus kleinen Augenwinkeln hin zum Oberarzt, der mit seinem Bein wippt.

»Na los, los! Was ist? Patientin hat Bauchschmerzen!«, klatscht Zack mehrmals laut in die Hände, zornig funkelt sein Blick. Fröhlich und sein Kollege schrecken auf.

»Zu zweit brauchen Sie deswegen nicht loszustürmen! Das werden Sie schon alleine schaffen, Führich. Sie gehen in die Ambulanz!«, sagt er zu Führichs Kollegen. »Die gehen über vor Arbeit!«

Führich macht sich schleunigst auf den Weg zur Patientin. Sein Herz kopft. Keinesfalls wollte er die Patientin vernachlässigen. Er stellt sich vor, befragt und untersucht die Frau. Ihre ziehenden Schmerzen im Unterbauch bessern sich.

Eine Stunde später.

»Na und?«, fragt Zack durch den Türspalt herein ins Ärztezimmer. »Was haben Sie unternommen? Sie sitzen dauernd nur herum. Wenn Sie bei uns arbeiten wollen, werden Sie sich um die Patienten kümmern müssen! Haben Sie ein Harnsediment abgenommen? Fieber gemessen? Blutbild? Nein? Vielleicht daran gedacht, dass wir so modern ausgerüstet sind und ein Ultraschallgerät besitzen? Oder kennen Sie so etwas nicht? Seit einer Stunde warte ich, von Ihnen etwas zur Genese dieser Bauchschmerzen zu erfahren! Aber Sie sitzen hier herum!«

Diese Pfeile treffen Führich schmerzlich. Er ist überrumpelt und bringt kein Wort heraus. Die kleine Schwester nickt.

»Bringen Sie mir Frau Kennert in den Ultraschall, Schwester Olga!«, sagt Zack, »und Sie, Führich, diktieren die Arztbriefe fertig. Vielleicht können Sie das.«

Führich fühlt sich erstmals seit langer Zeit als kompletter Versager.

23:00 Uhr.

»Eine Aufnahme!« Für Dr. Führich die fünfte an diesem Tag – normaler Durchschnitt, doch ihm ist das alles neu. Er schießt hoch aus seinem Schreibtischstuhl. Eine alte Dame wird von den Rettungsleuten im Rollstuhl hereingeführt. Wirr hängt ihr das lange grauweiße Haar ins Gesicht. Aus dem Altersheim wurde sie gebracht, wegen des Fiebers und weil sie seit Tagen nichts isst. Die Nephrologische Abteilung hat ein Bett frei. Kalt, nass und bleich ist ihre Stirn.

»Alles klar?«, fragt Zack, als er Dr. Führich kurz über die Schulter schaut, »Sie wissen ja, was Sie zu tun haben.«

Führich untersucht die Frau gründlich. Füllt den Statusbogen aus und bemüht sich, der alten erschöpften Dame genug Zeit zu lassen, die Fragen zur Anamnese halbwegs zu beantworten. Im Sekretariat existiert ein dicker Krankenakt von ihr. Schon einige Male musste sie aus dem Altersheim ins Spital gebracht werden. Sie hat keine Verwandten mehr. Führich studiert das Material, so gut und so rasch er kann. Er schreibt die Schlüsselereignisse aus der umfangreichen Krankengeschichte in Stichworten übersichtlich auf, so etwas liegt ihm. Er nimmt Blut ab. Und die Harnprobe. Trüb sieht die aus. Hängt der alten Patientin eine Infusion an. Kristalloide Flüssigkeit. Die Frau ist ausgetrocknet, die Zunge ist von einem kaffeebraunen Schorf belegt und klebt an ihrem Gaumen. Führich leert den mitgebrachten Sack auf den Tisch: viele Medikamentenschachteln. Die muss sie jeden Tag nehmen, flüstert sie. Der Turnusarzt listet sie auf, trägt alle Daten, die er mittlerweile erhoben hat, in die Fieberkurve ein. Fertig. Denkt er sich. Die Träger fragen, ob sie die Frau schon auf ihr Zimmer zu den anderen Patientinnen bringen können. Führich denkt kurz nach.

»Ja! Danke!«

»Ich muss ohnedies die Mitternachtstherapie anhängen, und heute Nacht sind das sehr viele Infusionen!«, denkt er sich. Mehrere Patienten brauchen einen Venen-zugang, was Führich aufgrund seiner ersten Erfahrung schon gut kann. Um 1:15 Uhr ist er mit seiner letzten The-rapie fertig und müde. Er schaut noch einmal ins Zimmer der alten Dame. Sie schläft. Ihr Blutdruck ist schon sta-biler, richtet ihm die Schwester aus. Er fragt die Nacht-dienstschwester noch, ob sie etwas braucht. Um 1:30 Uhr fällt er ins Bett in seinem Dienstzimmer. Erledigt für heute. Binnen Minuten schläft er tief.

Das Telefonläuten zerreißt die Stille. Mit einem Schlag sitzt Führich kerzengerade im Bett. Braucht ein paar Se-kunden, sich zu orientieren. Was ist los? 1:55 Uhr zeigt der Wecker. »Bestimmt eine Notaufnahme oder so etwas!«, durchfährt es ihn.

»Ja, hallo?«, zittert seine Stimme, und er räuspert sich.

»Ich wollte Sie nur fragen, Herr Studiosus, ob Sie den Harn dieser Patientin gesehen haben?« Zacks Stimme klingt beißend.

»Ja, ganz trüb.«

»Und?«

»Ja ...«, schluckt Führich, »der Harnsedimentbefund wird zeigen, was ...«

»Nein. Herr Doktor Führich, was ich Ihnen sagen will, ist, dass diese Patientin eine Pyurie[29] hat! An so etwas kann man sterben!«

Führich ist wie gelähmt. Gescheitert fühlt er sich wieder – und der Zorn würgt in seinem Hals.

»Ja, dann sollten wir uns in Zukunft exakt absprechen, in wessen Kompetenzbereich die Antibiotikaverordnung liegt!«, die Stimme des aufgewühlten Führich vibriert.

»Sie müssen jeden Patienten selbstständig beurteilen«, sagt Zack knapp.

»Ja, ich komme gleich nach unten!«

»Ich mache das schon. Merken Sie sich das. Gute Nacht!«

Führich erstickt seine Wut im Kissen. Er kann lange nicht einschlafen.

Oft denkt er an diese Nacht. Die Ära Zack liegt mittlerweile zwanzig Jahre zurück. Sicherzustellen, dass ein Patient seine Therapie kompetent vorgeschrieben bekommt und auch erhält, hat Dr. Führich seitdem nicht vergessen. Mit dem Oberarzt ist er nach wie vor in gutem Kontakt. Seine damalige Art, Wissen zu vermitteln, imitiert er jedoch nicht.

Zwei Welten

»Und so will ich es zum wichtigsten Vorsatz für mein drei-
ßigstes Lebensjahr machen, mir von dir nicht mehr die
Laune verderben zu lassen!«, hallt es in meinen Ohren,
während ich jetzt um ein Uhr nachts über die Waldstraße
in Richtung Krankenhaus rase. Durch die Neigung, mich
einzuigeln, und meine griesgrämige Ausstrahlung, die ich
nicht verbergen kann, beeinflusse ich die Gemüter anderer Menschen und verdüstere ihre Stimmung, bei Fami-
lienfeiern, Partys und Einladungen. Ein unerträglicher
Muffel muss ich sein, wenn ich keine Lust habe, unter
Menschen zu gehen, und dann dennoch gehe. Die ganze
Nacht lang konnte ich nicht schlafen, als mir Marie vor
zwei Wochen in unserem Winterurlaub, es war ihr 29. Ge-
burtstag, dies an den Kopf warf. Ich war zu einem Unhold,
einem Stimmungsbasilisken geworden. Als mir das bewusst wurde, beschloss ich, Hilfe von außen zu holen. Den
Psychiater wollte ich konsultieren, den ich beim Manage-
mentkurs kennen gelernt hatte. Ihn wollte ich aufsuchen
und ihn fragen, ob mit mir etwas grundlegend nicht in
Ordnung war. Diesen Vorsatz hatte ich in jener schlaf-
losen Nacht gefasst und seither mit mir herumgetragen,
bis heute. Denn heute, am späten Abend, habe ich Marie
wieder einmal angeschrien, aus Leibeskräften! Ich bin
nach einem Nacht- und Tagdienst gegen 18 Uhr heimge-
kommen. Im Auto schon habe ich mir ausgemalt, was mir
meine Freundin wieder vorwerfen wird, weil ich eineinhalb Tage weg gewesen bin. Den Tageskummer im Büro,
ihr Angehängt-Sein mit unserer kleinen Tochter, die ver-
flucht-düstere Wohnung, die nach Moder riecht und end-

lich von Grund auf erneuert gehörte. »Die verdammten Freunde, die mich nicht mehr einladen, weil sie denken, die hat sowieso keine Zeit, mit dem Kind, die ist jetzt Mutter«, höre ich Marie klagen, »und dieser griesgrämige Mann obendrein!« Eine Flut von Vorwürfen hat sich in meinen Vorstellungen über mich ergossen. Was noch alles einzukaufen und zu organisieren wäre. Mit mühsam verhaltenen Aggressionen habe ich den Wagen geparkt.

Die Begrüßung war normal, wie sonst auch.

»Was willst du essen?«, fragt sie. »Es gibt genug Nudeln und tiefgefrorenes Zeugs im Kühlschrank!«, sagt sie. »Ich muss noch unbedingt einige Telefonate erledigen; kannst du dich um Nina kümmern; ich bin überhaupt nicht zum Arbeiten gekommen! Du kannst dir nicht vorstellen, wie das ist, denn du bist im Krankenhaus nicht dauernd hin- und hergerissen zwischen Kinderbetreuung und Arbeit!«, sagt sie.

Was passiert dann? Ich spiele mit Nina im Kinderzimmer. Marie arbeitet am Computer und telefoniert. An gemeinsames Essen ist nicht zu denken.

Endlich legt sie den Hörer auf.

»Können wir uns jetzt was zubereiten und zusammen in Ruhe essen?«, frage ich.

»Ja, gerne!«, sagt sie. »Was kochen wir? Was Einfaches?« Gut.

Sie stellt Nudelwasser hin. Das Telefon läutet. Ich kriege nicht mit, wer es ist. Scheiße! Nicht einmal am Abend werden wir in Ruhe gelassen, die sollen doch tagsüber anrufen! Es sind Maries Eltern, irgendein Termin geht sich nicht aus. Klingt kompliziert. Ich gehe zum Kühlschrank, nehme eine Flasche Bier heraus. Geschwind einen Schluck Williamsbirne, gibt mir das Gefühl, wenigstens was für mich zu tun. Marie sieht mich an und seufzt, mit einem Blick auf die Bierflasche: »Musst du immer Bier und Schnaps und alles durcheinander trinken?« Nina weint. Marie wirft ein paar Hand voll Penne in das kochende Wasser. Das Telefon läutet wieder. Mir reicht es jetzt! Mein Magen knurrt, und es ist halb zehn. Nina geht üblicherweise erst um eins schlafen. An Rückzug ist in der kleinen Wohnung nicht zu denken. Wenn ich schlafen will, weil ich Dienst gehabt habe oder schlafen soll, weil ich Dienst haben werde, habe ich es mir in den letzten Monaten zur Gewohnheit gemacht, hineinzufahren ins Krankenhaus und in meinem Dienstzimmer zu übernachten. Am besten ich verschwinde auch heute. Ich trinke mein Bier aus und noch eine Williamsbirne und bin fest entschlossen. Marie ist gekränkt, weil ich schon wieder weg will, wo ich doch erst gekommen bin. Ich erkläre ihr, ich will wenigstens ein paar Stunden schlafen, morgen ist wieder Kurstag im WIFI[30], Qualitätsmanagement für mittlere und kleine Betriebe und anschließend Nachtdienst. Sie zuckt mit den Schultern: »Du wirst schon wissen, was du tun musst.« Ich empfinde ihre Körpersprache als kaltschnäuzig.

»Kannst du dich wenigstens von der Klinik aus um einen Kinderarzttermin für Nina kümmern? – Du tust doch sonst nie was für das Kind!«, höre ich sie sagen. Da reißt mir die Geduld.

»Was bildest du dir ein!«, brülle ich los, »eine Frechheit, wie du mich hinstellst. Ich reiße mir den Arsch auf für die Familie, und du nörgelst herum von früh bis spät!«, schreie ich sie an, und wie ich den Mantel von der Garderobe nehme, erschrecke ich selbst vor meinem Spiegelbild. Ich kann nicht anders, als in dem Mann mit zerzaustem Haar, hochrotem Kopf und glasigen Augen, mit Speichel vor dem Mund – den ich mir rasch wegwische – einen abstoßenden, gewaltbereiten Unhold zu sehen. Ein alkoholisiertes, schreiendes Untier. Die Kleine ist wieder aufgewacht und weint.

Die Wohnungstür fällt hinter mir ins Schloss. Ich setze mich in meinen Wagen, drehe die Musik ganz laut auf und rase durch die Waldstraße zurück. Ins Krankenhaus. Übernachte wieder einmal in meinem Dienstzimmer. Tränen der Wut. In meiner Manteltasche finde ich zufällig den zusammengeknäuelten Zettel mit Manuels Adresse und Telefonnummer. Höchste Zeit, mit meinem Vorsatz Ernst zu machen: Ich bin nicht nur ein Miesmacher, ein Laune-Verderber, ich bin ein aggressiver Ehemann geworden. Bin ich noch normal? Brauche ich Hilfe? Ich brauche Hilfe! Im Höllentempo lasse ich den Wagen durch die schlauchförmigen Einfahrtsrohre der Tiefgarage brausen. Die Reifen quietschen in den Kurven zwischen den engen Betonwänden. Ich will noch nicht ins Dienstzimmer. Gehe die paar Stufen hinauf ins Gasthaus »Zum Wirt'n«. Bestelle ein Viertel Rioja und eine Schachtel »Marlboro light«. Zwischen bereits angeheiterten jüngeren Menschen im verrauchten Gastraum lehne ich mich gegen einen Barhocker. Ungeduldig warte ich auf den Wein, weil ich schon darauf brenne, mir eine Zigarette anzurauchen. Ohne Getränk ekelt mich vor dem Tabak. Zwei Zigaretten. Das Glas Wein. Nach zwanzig Minuten graut mir vor der verpesteten Luft! Anstrengend noch dazu, denn ich muss dauernd herumschielen, ob nicht irgendein Bekannter aus der Klinik mich sieht: Man soll mich nicht rauchen sehen. Man soll mich hier überhaupt nicht sehen! Raus! Rauf ins Dienstzimmer! Ich lasse eine Flasche Cola aus dem Automaten, nehme sie mit aufs Klosett. Rauche dort noch eine. Höre Schritte auf dem Gang. Hoffentlich geht er weiter! Dann dusche ich und lege mich hin. Zwei Uhr! Gedanken ziehen vorbei wie Gewitterwolken. Mir tut es Leid, dass ich Marie angebrüllt habe. Irgendwie schlafe ich ein.

Der Wecker läutet um sieben, später als sonst. Um acht beginnt der Kurs im WIFI. Von heute bis morgen Mittag. Lieber würde ich ganz was anderes machen. Am liebsten abhauen. Oder mich mit Marie aussöhnen. Ich beschließe, ihre Tante anzurufen, und erzähle ihr, ich habe mich gestern Abend leider aggressiv verhalten und danebenbenommen. Ich weiß, eine enge Freundschaft verbindet die Tante mit ihrer Nichte.

»Wenn du nicht lieb bist zu ihr, dann bring' ich dich um!«, hat die alte Dame einmal zu mir gesagt. Jetzt bitte ich sie, sie soll Marie aufsuchen und sich ein wenig um sie kümmern. Ich will Marie anrufen, aber erst in der Kurspause, jetzt schlafen die beiden sicher noch. Ich hole den zerknüllten Zettel hervor und wähle Manuels Nummer. Ich erreiche ihn, atme auf.

»Gerne können wir uns treffen! Was hältst du gleich von morgen?« Ich bin überrumpelt und froh über das unerwartet prompte Angebot.

»Ja, sehr gut, morgen!« Beschwingt haste ich zu den Aufzügen, fahre hinunter, und mit dem Gefühl, dass Rettung nahe ist, laufe ich beinahe fröhlich den Gang vor zur U-Bahnstation. Es ist schon bald acht, durch die Telefonate bin ich fast zu spät, doch es sind nur zwei Stationen bis zum WIFI-Gebäude. »Ausbildung zum Qualitätsmanager.« Seit einiger Zeit hat man meine Arbeit zum Thema kontinuierliches Qualitätsmanagement in der Intensivmedizin auch in den einschlägigen medizinischen Gesellschaften wahrgenommen. Ich werde immer öfter als Redner und Vorsitzender eingeladen. Mir ist der Qualitätsgedanke wichtig, weil ich zweite Meinungen in meinem Beruf oft als überlebenswichtig erlebt habe. Ich organisiere ein Fachaudit und habe das Angebot des ärztlichen Direktors angenommen, mit unserer Arbeitsgruppe ein ISO-Zertifikat für die Intensivstation anzustreben. Als Pilotprojekt. Als einen von vielen möglichen Versuchen, besser zu werden, Betriebsblindheit zu vermeiden! Von dem Kurs am WIFI erhoffe ich mehr Kompetenz, Sicherheit und Selbstbewusstsein beim Planen und Ausüben der Management- und Leadership-Aufgaben. Der Kursleiter ist ein kleiner freundlicher Mann, schlank, sehr kurze schüttere Haare, Brille. Er trägt einen Anzug in Nadelstreif – am Werktag. Berufskleidung.

»Ich wünsche Ihnen einen schönen guten Morgen!«, schreibt er an die Tafel in verschiedenen Farben, malt einen Smiley dazu und freut sich. Dann beginnt er eine Vorstellungsrunde einzuleiten. Jeder soll sagen, wer, was und woher er oder sie ist. Bis zur Vormittagspause halte ich irgendwie durch. In der Pause gehe ich schnell auf die Toilette, dann suche ich nach einem Telefon und rufe Marie an. Ich entschuldige mich für gestern Abend, dass ich so wütend und hart gewesen bin, und sage ihr auch, dass ich ihre Tante gebeten habe, sich in meiner Abwesenheit um sie zu kümmern. Heute müsse ich nämlich wieder in den Dienst. Ich verschweige ihr, dass ein Kollege inzwischen angeboten hat, mir den Nachtdienst abzunehmen. Zurück im Seminarraum: Das Vormittagsprogramm handelt von Projektplanung. Ich kann mich nicht konzentrieren. Ich habe heute wider Erwarten frei und muss nach dem Kurs nicht auf die Intensivstation. Und Marie rechnet erst morgen wieder mit mir. Sollte ich nicht endlich einmal ausspannen? Zumindest einen Tag lang. Spazieren gehen durch den Wald, in die Stadt oder in ein Museum?

Gegen Mittag reift mein Plan: Ich fliege nach Graz zu einem seit Wochen in Aussicht gestellten Treffen mit der Firma Phönix, bei dem wir gemeinsame Fortbildungen und Seminare für das laufende und das kommende Jahr gestalten wollen. Brainstorming und konkretes Planen. Ich erreiche die zuständige Abteilungsleiterin.

»Ja, gerne! Ich freue mich, wenn Sie sich so spontan freimachen können!« Ich rufe bei Austrian Airlines an. Der Flug geht um 14:50 Uhr. Die Sekretärin der Abteilungsleiterin ruft zurück. Ein Zimmer ist für heute im »Erzherzog Johann« reserviert. An den freundlichen Gesichtern meiner Kurskolleginnen und -kollegen merke ich, dass ich lächle. Dass ich juble! Ich trete an den jungen Kursleiter heran und berichte ihm, mir sei als Qualitätsmanager im Krankenhaus ein unaufschiebbarer Termin dazwischengekommen, ich habe es mir aber so einrichten können, dass ich mich schon morgen Mittag wieder dem Kurs anschließen könne. Aufmerksam hört der Kursleiter zu, äußert großes Verständnis und gibt mir die Hand.

Ich bin frei! Möchte springen vor Freude. Grüßend winke ich meinen Mittagspause haltenden Kurskollegen, eile die Stiegen hinunter auf die Hauptstraße, winke ein Taxi herbei. Kein Gepäck außer einer Versace-Krawatte und der Aktentasche mit einigen Unterlagen, die ich schon tagelang mit mir herumtrage. Auf zum Flughafen. Die Tickets beim Schalter holen! In der Zollfreizone ein Happen exzellenten italienischen Schinkens, Pienza-Käse und ein Glas Brunello. Die Besprechungen bei der Firma

Phönix beflügeln mich, genauso wie der spätabendliche Spaziergang durch die Sperrgasse in die Grazer Altstadt. Ein gutes Abendessen in Ruhe und die diebische Freude daran, für mich allein einen kurzen Ausflug, einige Stunden herausgeschunden zu haben, in denen niemand etwas von mir will.

Am Morgen darauf schreibe ich auf ein paar Blatt Papier das Konzept für die Abschlussarbeit zum Qualitätsmanagementkurs. Um ein Uhr nachmittags Präsentation, danach folgt die schriftliche Abschlussprüfung, dann ist Schluss. Um drei Uhr treffe ich Manuel. Gleich vor dem WIFI-Gebäude holt er mich mit seinem Wagen ab.

Fünf nach drei! Ich sehe Manuels schwarzen Citroen schon. Mit breitem Lachen begrüßt er mich. Wir fahren in ein nahe gelegenes Café. Manuel weiß, worum es geht: Ich schreie meine Freundin an, das ist oft schrecklich, wie vorgestern zum Beispiel. Sonst bin ich immer ruhig, zurückgezogen, erzähle ich Manuel. Von den Menschen in meiner Arbeitsumgebung weiß ich, dass ich als still, in mich gekehrt, oft unzugänglich gelte. Wenn ich einmal mit schärferem Tonfall spreche, schrecken gleich alle auf. Um wie viel mehr muss Marie erschrecken, wenn ich sie anschreie, sage ich. Ich schreie sie an, weil ich stets meine, dass sie und alle anderen meine letzten Freiheitsreste ausradieren wollen, schreie sie an, weil ich mich eingesperrt fühle, weil ich nicht eingesperrt sein will. Mir fällt auf, sage ich zu Manuel, der heute Psychiater, Coach, Freund und Beichtvater in einem ist:

»Zärtlich und liebevoll bin ich am Morgen, wenn ich das Haus verlasse, griesgrämig und aggressiv am Abend, wenn ich, oft erst nach Tagen, zurückkehre, nach Nachtdiensten, Kongress- oder Vortragsreisen. Abendliches Pessimum! Ist das nicht ein bestimmtes Muster? Der einer Depression gegenteilige zirkadiane Stimmungsrhythmus? Bin ich verrückt, Manuel? Und der Alkohol verstärkt dieses verschobene, emotionale Ungleichgewicht natürlich! Er lässt die Aggressionsbereitschaft steigen. Sag, bin ich verrückt?«

Ich beantworte Manuels Fragen, nach meinem Umfeld, unserer Wohnung, dem Einfluss der Eltern, meinen Kindern aus erster Ehe, dem Beruf, wir reden von meiner Begehrtheit als Vortragender und anderes mehr.

»Nein!«, antwortet er nach einer Weile, und sein Gesicht ist milde. »Du bist nicht verrückt! Du stehst unter großem Druck. Wenn ich dir als Freund was raten kann: Leistet euch eine große Wohnung, in der ihr genug Platz für jeden von euch dreien habt, und zieht weg von den Eltern. Macht euch unabhängig. Deine Aggressivität und alles, was du mir schilderst, entsteht durch den Druck. Du bist nicht verrückt. Du brauchst keine stationäre Hilfe. Wenn du aber einmal fürchtest, dass dir der Kragen platzt, wenn dir der Druck zu viel wird und du sehr wohl psychologische Hilfe oder Supervision brauchst, mache ich das nicht selbst. Als dein Freund bin ich befangen. Hier hast du die Telefonnummer einer Kollegin, der ich vertraue.«

Glücklich und befreit durch Manuels Freispruch lasse ich mich auf den Stuhl sinken, der vor den großen Fenstern in meinem Dienstzimmer steht. »Oh, how I miss you!« – Maries E-Mail-Kartengruß springt mir ins Auge. Zwei Tage später erhalte ich das Kursdekret: Ich bin Qualitätsberater mittlerer und kleiner Betriebe. Mit ausgezeichnetem Erfolg!

Die Wurzeln des Zorns

Montagmorgen, 8:45 Uhr. Die Morgenübergabe ist fast vorüber. Die Ärzte sind vollzählig versammelt. Kein einziger hält sich draußen bei den Patienten auf, beim Telefon, in den Dienstzimmern oder bei irgendeiner wissenschaftlichen Arbeit. Und wir sind viel stiller als sonst. Keiner erzählt eine Geschichte vom Skiwochenende, gibt seinen Kommentar zu den letzten Radionachrichten, niemand scherzt. Einige blicken auf den zentralen Überwachungsmonitor. Einer trinkt schweigsam seinen Kaffee und starrt vor sich hin, unsere jüngste Assistenzärztin sitzt geduckt, die Ellbogen auf dem dunkelbraunen Metalltisch, und blickt mit eingezogenem Kopf und aufeinandergepressten Lippen in die Runde.

»Dann warten wir also auf den Neurologen. Mehr können wir in dieser Situation wohl nicht tun; von Frau Wettes Betreuung einmal abgesehen.« Mein Kollege Christian hat das Wochenende über Facharztdienst auf der Intensivstation gehabt, den ich heute übernehme. Christian sitzt eingesunken am Tisch, er hat sämtliche Patientendaten übergeben, alle klinischen Ereignisse des Wochenendes. Seit fast 10 Jahren arbeitet er in der Intensivmedizin. Heute zündet er sich schon beim Frühstück eine Zigarette an.

Der junge Diplomingenieur Joachim Wette war am Freitag zuvor einkaufen gefahren. Er hatte es eilig gehabt, denn nach dem Shopping hatte er noch einen wichtigen Geschäftstermin. An einer Keuzung passierte es dann: Ein gewaltiger Ruck schleuderte ihn nach vorne, seine Stirn prallte trotz der Gurte mit voller Wucht auf das Armaturenbrett und mit ebensolcher Wucht riss es seinen Kopf nach hinten und schleuderte ihn gegen die Nackenstütze. Blutüberströmt, aber bei Bewusstsein brachte ihn die Rettung in ein nahe gelegenes Krankenhaus. Dort fiel binnen Minuten eine Gefühllosigkeit und fortschreitende Lähmung der rechten Körperhälfte auf. Die neurologische Untersuchung und die Computertomographie zeigten einen Längsriss in den Gefäßwänden beider Halsschlagadern – durch das Schleudertrauma. Wette wurde sofort voll heparinisiert[31] und wegen wahrscheinlicher neurochirurgischer Notoperation an die Universitätsklinik geflogen. Die NMR[32]-Aufnahme an der Notfallabteilung zeigte erste Infarkte an den Großhirnrändern und den beginnenden Verschluss der Halsschlagadern; trotz Blutverdünnung waren die eingerissenen, Blut zum Gehirn führenden Gefäße verstopft. Wir müssen sofort intervenieren, sind sich Radiologen und Neurochirurgen einig, wir brauchen ein Intensivbett.

Als wir den Patienten Wette am Freitagnachmittag übernehmen, kommt er gerade aus der interventionellen[33] Radiologie zurück. Die Ärzte haben versucht, die Halsschlagadern mit einem Stent[34] zu schienen. Bei der Angiographie[35] finden sie die Gefäße wieder durchgängig. Knapp bevor die Träger aber den Patienten vom Untersuchungstisch im Röntgen auf unsere Station wegbringen wollen, ruft Wette: »Ich sehe nichts mehr!« Seine Arme und Beine kann er nach wie vor nicht rühren, und während wir noch sein verzweifeltes »Ich sehe nichts mehr!« im Ohr haben, verliert er das Bewusstsein und muss intubiert werden.

Die Ereignisse vom Wochenende: Wette erleidet trotz Blutverdünnung eine Verstopfung des Stents. Ein Wiederaufdehnen kommt nicht in Frage, da die kleinen Plastik-zylinder über ihre ganze Länge hinweg Blutgerinnsel-verstopft sind. Christian und die Neurochirurgen kümmern sich um den 31-Jährigen. Insgesamt vier Arterienbypässe, Umgehungskreisläufe, werden von den Neurochirurgen angelegt, um die Blutzufuhr zum Gehirn wiederherzustellen. Alle Versuche können den Untergang des Gehirns nicht stoppen. Und jedes Mal, bei jedem interventionellen Schritt, muss Christian enttäuscht mit dem komatösen Wette vom OP auf die Intensivstation zurückkehren und seine Frau informieren: »Leider sind erste Zeichen des Gehirnödems aufgetreten, als Folge des Totalinfarktes der linken Gehirnhälfte und der beginnenden Infarzierung der rechten. Die Pupillen sind weit. Wir müssen die Gehirntoddiagnostik einleiten.«

Bis spät in die Nacht sitzt Christian bei ihr. Beide können nur zusehen. Weder die Neurochirurgen noch die Radiologen, noch Christian als intensivmedizinisch Hauptverantwortlicher sehen eine Chance zu diesem Zeitpunkt. Sinnlos, bei einem großteils abgestorbenen Gehirn irgendeine interventionelle Notmaßnahme zu setzen! Nun Organspende. Christian organisiert einen neurologischen Facharzt, um nach Protokoll die Hirntoddiagnostik zu beginnen. Und wir, die am Wochenende frei hatten, kamen heute morgen mit der Hoffnung in den Dienst, der Zustand des jungen Ingenieurs habe sich gebessert.

Bleich sitzt Christian da und schlürft seinen Kaffee. Zwischendurch zieht er gedankenverloren an seiner Zigarette. Nachdem er uns die ganze tragische Kettenreaktion beim Patienten Wette geschildert hat, drückt er die Zigarette schließlich aus. Eine einzige Talfahrt am Wochenende. Er rückt auf seinem Stuhl nach vorne, schaut starr ins Leere, beißt sich auf die Lippen, dass seine Kaumuskeln rhythmische Schatten werfen. Er legt seine Hände flach auf den Tisch und presst die Finger auf die Tischplatte, so als ob er den Tisch wegdrücken wollte: »Seit zwei Stunden versuche ich nun schon, einen neurologischen Konsiliararzt aufzutreiben für die zweite Kontrolluntersuchung, die soll jetzt um 9 Uhr sein. Aber der verdammte Neurologe ruft nicht zurück!«

Die Türe zum Sozialraum öffnet sich und ein Kollege tritt ein. Er grüßt mit einem leichten Kopfnicken. »Ich komme zu dem schrecklichen Fall, dem Schleudertrauma mit Carotisdissektion und Hirnödem. Ich bin der Neurologe!« Er ist nach seinem Dienst unrasiert, und jetzt holt auch er eine Zigarette hervor. »Euer Management bei diesem Fall lässt zu wünschen übrig!« Er beginnt zu rauchen. »Ihr ruft alle Dienst habenden Neurologen durch, obwohl es für die Hirntoddiagnostik einen genau definierten Kollegen gibt. So viel überflüssiger Stress! Und das bei diesem ohnedies tragischen Fall!«

»So eine Frechheit!« Christian springt auf. »Seit Freitag tun wir hier nichts anderes, als uns um Wette zu kümmern, und jetzt kommen Sie daher und werfen uns mangelndes Management vor! Kehren Sie doch vor Ihrer eigenen Türe!«

»Wenn Sie nicht gefälligst einen anderen Ton anschlagen, gehe ich auch gleich wieder!«, schnappt der Neurologe zurück. Wir halten den Atem an. Was wird jetzt noch kommen? Wird der Neurologe unverrichteter Dinge die Station verlassen? Wird der Streit zu einem Schreiduell eskalieren? Zwei Kollegen, die nichts anderes wollen, als ihre Fachkompetenz einem Schwerstkranken zur Verfügung zu stellen, bellen einander wütend an.

»Also, wenn Sie nicht bald Ihre Mitarbeiter zur Vernunft bringen, dann verabschiede ich mich!« Die Stimme des Neurologen kippt, als er mich wutentbrannt fixiert. Vergeblich versuche ich, einen Blick von Christian aufzufangen, aber der starrt unverwandt auf die Tischplatte, als wollte er sie durchbohren. Ich weiß nicht genau, was ich jetzt sagen oder tun werde. Ich hole Luft, da öffnet sich die Türe wieder.

»Komme ich ungelegen? ...«, flüstert es von der Türe her. »Bitte, wie geht es weiter? Entschuldigen Sie, aber ich halte es nicht mehr aus, alleine da draußen!« Wir alle schauen in Frau Wettes verzweifeltes Gesicht – und jetzt schüttelt es sie und Tränen schießen aus ihren verschwollenen Augen.

Obwohl wir nie darüber gesprochen haben, ahnten wir in diesem Augenblick die Wurzeln des Zorns: unsere eigene Verzweiflung. Die neurologische Hirntoduntersuchung findet pünktlich statt. Christian und der Neurologe reichen einander danach wortlos die Hand. Wette wird zur Organentnahme in den OP gebracht.

»Er ist schon wieder da! Herr Professor! Auf Zimmer 1! Beim Patienten Müller!«, höre ich die junge Kollegin in den Hörer rufen. Schon vor meinem Gastaufenthalt in dem umstrukturierten Berliner Großspital kursierten die Gerüchte von den Rivalitäten zwischen Internisten und Anästhesisten. Vom Dienst habenden Oberarzt, einem Professor für Innere Medizin, bekam ich etwa zu hören: »Seit der neuen Struktur kommt der alte Herr von der Anästhesiologie, ein Senior der Intensivmedizin, der sowieso schon eine riesige Abteilung leitet, und streunt in Kliniken herum, die ihn nichts angehen. Der will bloß alles einkassieren! Er will die ganze Macht, und wir müssen Acht geben, dass er nicht bei uns herumkommandiert. Glauben Sie mir, er will alles an sich reißen, der Alte! Sie kennen ihn nicht, aber ich kenne ihn!«

Ich gehe gemeinsam mit Ilona, der jungen Kollegin, die zum Stammteam gehört und soeben den internistischen Oberarzt alarmiert hat, auf die so genannte Position 1. Tatsächlich! Die Intensivschwester steht schon vor der Türe, zuckt mit den Achseln und zeigt hinein ins Zimmer. Ilona und ich betreten das Zimmer des Patienten Müller. Am Kopfende des Bettes steht der Herr Professor. Groß gewachsen, weißes Haar, schmales Gesicht, Brille ohne Fassung.

»Sind Sie für den Patienten Müller zuständig, Herr Kollege?«, fragt er mich. Er legt dabei seinen Kopf in den Nacken, schürzt die Lippen und sieht mich durch die schmalen Schlitze der Augen an.

Die Blicke seiner Begleiter, eines Oberarztes und

zweier junger Kolleginnen, die ich als in meinem Ausbildungsstadium befindlich einschätze, richten sich fragend auf mich. Wenn diese kleine Visitentruppe die Aufgabe hatte, die Atmosphäre einer Prüfungskommission zu verbreiten, dann ist es ihr gelungen, denke ich mir.

»Ja, ich bin zuständig, zwar nicht alleine, aber ja!«

»Na, dann legen Sie mal los, Herr Kollege! Thrombozyten ...? Plasmatische Gerinnung ...!« Der weißhaarige Anästhesieprofessor zieht ein rotes Notizheftchen aus der Tasche seines weißen Mantels und schickt sich an, die Daten, die er mich zu nennen aufgefordert hat, zu notieren. Während ich Herzklopfen verspüre, obwohl nur jemand den Thrombozytenbefund eines Patienten von mir verlangt, und irgendwie Hilfe suchend um mich schaue, sehe ich den alarmierten internistischen Oberarzt kommen. Herbeieilen, besser gesagt. Wie eine mit Volldampf heranbrausende Eisenbahnlok, den Oberkörper steif und aufrecht haltend. Sein starres Gesicht ist bleich und ernst. Nur ein paar Sekunden noch, dann prallen die beiden aufeinander und die Fetzen fliegen! denke ich. Einige vom Pflege- und dem anderen ärztlichen Personal der Station zieht es wie an Fäden in die Nähe des Zimmers.

»Gibt's Probleme?«, herrscht der Internist, der sich um seine Station bestohlen sieht, den Anästhesisten an.

»Guten Tag, Herr Kollege!«, gibt der weißhaarige Anästhesieprofessor zurück. »Nein, überhaupt keine Probleme. Ich schaue mir nur den Patienten an. – Hier, machen Sie weiter, Schlottke!«, übergibt der Professor das rote Notizbüchlein und den Stift seinem neben ihn positionierten Oberarzt. Der blickt auf, schaut zum Anästhesieprofessor, dann zum Internistenprofessor, nimmt Haltung an und setzt die Befragung fort:

»Leberenzyme?« Und während er fragt, schließt er die Augen und legt seinen Kopf in den Nacken, als wollte er in den Himmel schauen. Dann senkt er ihn wieder und macht Notizen.

»BUN, Krea[36]?« Augen zu, Kopf zurück, Kopf nach vor, Augen auf, schreiben. Der Internist blickt in die Weite, und sein Gesicht wird noch blasser. Der Weißhaarige schmunzelt.

»Sehen Sie, Herr Kollege, ich muss mir Ihre Patienten ja anschauen. Wenn sie operiert werden, dann ist es meine Pflicht!«, und fast unmerklich verzieht er den Mund wieder zu einem Grinsen. »Nagelentfernung nach Unterschenkelfraktur. Falls Sie das nicht wissen. Hier steht es, in meinem Notizbuch!«, weist der Professor auf das von seinem Oberarzt emsig beschriebene Notizbüchlein.

»Sie können hier nicht einfach Visite machen!« Der Internist stampft mit dem Fuß auf. Seine Stimme, seine Hände, sein ganzer Körper zittern. Ich fürchte, er könnte jeden Augenblick kollabieren. Der Anästhesieoberarzt unterbricht das »Kopf-hinauf-Kopf-hinunter-Notizen-Spiel« und ich meine Befundangaben. Alle sehen wir erschrocken, manche auch besorgt drein.

»Und ich verlange, dass Sie auf der Stelle mit mir hinunter zum Klinikumsdirektor gehen und wir ein für allemal klären, dass Sie nicht durchs Haus zu spazieren, irgendeine Station zu betreten und zu visitieren haben – in Bereichen, die Sie überhaupt nichts angehen!« Die Stimme des Internisten erstickt im Zorn, und er hält sich mit zitternden Händen an der Bettstange des, Gott sei Dank, so denke ich mir, narkotisierten Patienten fest.

»Das trifft doch keineswegs zu! Was regen Sie sich so auf!«, erwidert der Anästhesieprofessor und fährt langsam und betont ruhig fort: »Ich war vorne am Stützpunkt, habe mich mit Namen gemeldet und bin hier auf Prämedikationsvisite!«

»Welch ein Quatsch! Sie gehen doch sonst nie auf eine Prämedikationsvisite!«

»Sie irren schon wieder, Herr Kollege. Das mache ich oft! Stichprobenartig, gemeinsam mit meinen tüchtigen Oberärzten«, er neigt sich zur Seite. »Und noch was: Wenn Sie sich beschweren wollen, dann laufen Sie von mir aus von Pontius zu Pilatus – es wird Ihnen nichts nützen. Sie werden auf Granit beißen, verstehen Sie! Der Patient kommt morgen aufs Programm! Los, gehen wir! Haben Sie alles, Schlottke? Los, wir gehen!«

Wie zum Schutz begleiten wir den internistischen Oberarzt zum Stützpunkt, wo er in einen Drehstuhl hineinfällt. Ohne ein Wort zu sagen starrt er auf den Boden. Nach einigen Sekunden greift er zum Hörer:

»Hallo! Chirurgisches Sekretariat? Ich will sofort Professor Konnert sprechen! – Das ist mir völlig egal! Dann holen Sie ihn eben heraus aus dieser verfluchten Sitzung! Sagen Sie ihm, ich als Leiter der Intensivstation rufe an wegen unseres gemeinsamen Patienten Müller, und richten Sie ihm aus, ich dulde verdammt noch mal keine billigen Ausflüchte!« Wie auf Kommando verstummt die Umgebung, alle Köpfe drehen sich um, die Hand des Oberarztes, der den Telefonhörer hält, zittert noch immer. »Was glauben Sie eigentlich, was bilden Sie sich ein! Sie schicken den Anästhesisten hierher und bestimmen, ohne mit uns Kontakt aufzunehmen, den Operationszeitpunkt beim Patienten Müller? Hintenherum! Eine Frechheit!« – Schweigen am anderen Ende. »Was heißt, Sie haben doch nur ...! Kommen Sie her und schauen Sie sich die Stimmung jetzt auf der Station an! ... Was heißt hier überreagieren ...! Ich werde mich beschweren! Das wird Konsequenzen haben!«, der Hörer knallt auf die Gabel.

Niemand getraute sich, den Stationsoberarzt auf dieses Ereignis anzusprechen. Provokationen auf den Leim gehen, während sich andere darüber amüsieren – ich wünschte mir als junger Gastarzt im Stillen, dass mir das nicht widerfahren würde.

»Die Patientin muss in jedem Fall noch 24 Stunden sediert und intubiert bleiben! Die Gastroskopie machen wir selbst, meine Leute. Frau Doktor, Sie machen das!«, wendet sich der Oberarzt der Chirurgie einer jüngeren Mitarbeiterin zu, die ihn auf seinem Rundgang begleitet, insgesamt sind sie heute zu sechst.

»Und auf das rote Blutbild ist besonders zu achten! Was? Nur 9 g/dl Hämoglobin?«, erhebt der Oberarzt die Stimme, auf der Intensivstation, die nicht der Abteilung für Chirurgie angehört, auf der aber immer wieder Patienten nach größeren Eingriffen oder postoperativen Komplikationen behandelt werden.

»Das geht doch nicht! Da gehört eine Transfusion her! Wer hat denn heute hier Dienst?«, herrscht der schmächtige Oberarzt die Schwester an, die neben dem Bett der Patientin steht, die Arme angelegt hat und sich nicht rührt. Eine erfahrenere Intensivschwester erscheint.

»Grüß Gott!«, nickt sie in Richtung des Chirurgen.

»Das ist Professor Pappenheim! Der hat Frau Glugner operiert!«, flüstert sie ihrer jüngeren Kollegin zu und zieht sich die weiße Plastikschürze über. Der Chirurg erwidert den Gruß nicht. Schnurstracks geht er aus dem Zimmer, lässt seinen Visitenschwarm zurück. Verdutzt stehen sie im Halbkreis um die beatmete Patientin, bei der die beiden Schwestern die Körperpflege beginnen. Vom unangekündigten Auftritt der Gastvisite unbeirrt, sitzt ein Handgriff nach dem anderen.

»Der Pleuraerguss gehört punktiert!«, dröhnt der Professor von der Türe her, ein Thoraxröntgenbild mit beiden ausgestreckten Armen in Kopfhöhe vor sich haltend.

»Das ist ja kein Wunder, dass sich der Gasaustausch so langsam erholt! Ein totales Durcheinander herrscht in diesem Laden!«

»Bitte, sagen Sie das unserem Oberarzt, ja! Der ist im Nebenzimmer bei der Morgenvisite«, reagiert die Intensivschwester trocken und legt vorsichtig den Kopf der sedierten und beatmeten Patientin, den sie zum Kämmen leicht angehoben hat, aufs Kissen zurück.

Der Professor legt das Röntgenbild auf die Bettdecke, krempelt die Ärmel seines nicht mehr ganz weißen Mantels hoch, schlägt die Bettdecke zurück und greift mit bloßen Händen nach dem Verband auf der gut 30 Zentimeter langen Bauchnarbe der Patientin.

»Wir haben Plastikschürzen und Handschuhe!«, bemerkt die Intensivschwester mit einem scharfen Blick zum Untersucher.

»Ja, sicher, machen Sie den Verband auf! So ein Verband gehört täglich gewechselt!«, unterrichtet der Professor seine Begleiter, wahrscheinlich einige Jungärzte und Studenten.

Im Nebenzimmer hat Oberarzt Dr. Krone schon seit einiger Zeit mitgekriegt, dass der ihm bestens bekannte Professor Pappenheim zur täglichen Visite seines Patienten eingetroffen ist, hat aber keine Eile an den Tag gelegt, herbeizukommen. Jetzt jedoch betritt Dr. Krone das Zimmer, begleitet von seinem eigenen Visitengefolge, wie das nun einmal ist: das Team vom Nachtdienst, das Team vom Tagdienst, Oberarzt Dr. Krone. »Guten Morgen!«

»Also wirklich, ich hab's schon den Schwestern gesagt: Offensichtlich ist wieder einiges verschlampt worden:

Pleuraerguss punktieren! Blutkonserven geben! Verband-wechsel täglich! Und nicht zuletzt fordere ich schon seit Tagen, ihr sollt Albumin infundieren, der Blutspiegel muss mindestens 24 U/Liter betragen!« Noch hat Dr. Krone kein Wort gesagt. Einige Visitenbegleiter drehen sich zueinander, eine junge Frau zieht die Mundwinkel nach unten und rollt die Augen.

»Wenn Sie alles besser wissen, behandeln Sie doch in Zukunft ihre Patienten selbst!«, platzt es jetzt aus dem Oberarzt. Mit unbeirrter Emsigkeit widmen sich die beiden Schwestern weiter der Körperpflege und dem Wechsel des vom Chirurgen weggezogenen Verbands. Der Chirurg drückt mit bloßen Händen auf die Bauch-decke der Patientin, links und rechts der mit Klammern zusammengehaltenen Haut der medianen[37], frischen Bauchnarbe. Die Frau schreckt auf, und wir weichen zu-rück. Sie ist aus ihrer leichten Sedoanalgesie[38] aufgewacht. »Da, eitriges Sekret!«, schreit Professor Pappenheim. Ängstlich blickt die Patientin um sich. Viel Bewegungs-freiraum hat sie nicht. Sie hängt an Infusions- und Beat-mungsschläuchen. Der Tubus würgt sie. Sie kneift ihre Augen zusammen, fahrig suchend geht ihr Kopf hin und her.

»Das Albumin ist das Wichtigste, vielleicht benötigt ihr wieder einmal eine Fortbildung!«, lehrt der Professor am Krankenbett.

Der Chef der Station betritt den Raum.

»Na, so viele Ärzte auf einem Fleck! Ob das gut ist?«, sagt der Chef leise und schmunzelnd zu seinem Kollegen Krone, von dem er eine Unterschrift braucht.

»Guten Morgen, Herr Professor Pappenheim!« Beim

Auftauchen des Stationschefs beginnt der besuchende Professor unaufgefordert mit seinen Anweisungen von vorne, doch mit modifiziertem Vokabular und anderer Gestik: Er sieht den Stationsleiter, richtet sich auf, zieht die Oberarme eng an den Körper, und sein Kopf sinkt leicht zwischen die Schultern in den Rumpf hinein. Die an seine Hosennaht gelegten Hände ballen sich zur Faust:

»Servus, Herr Kollege! Ich habe schon am Freitag gebeten: postoperativ noch 24 Stunden sedieren. Ihr seid ja sowieso alle fantastisch! Und das Hämoglobin habe ich ersucht hoch zu halten.«

»9.0 g/dl ist haushoch genug!«, wirft Dr. Krone ein. »Es gibt wissenschaftliche Arbeiten, die das zeigen.«

»Ja, genau um so eine wissenschaftliche Arbeit geht es; ich komme nämlich gerade aus Dallas, Texas, da hat jemand vom berühmten Team der Bethesda-Universität eine Arbeit vorgestellt, die zeigt, dass so eine Patientin eine Transfusion braucht!«

Frau Glugner schaut, ihren Tubus im Mund, einmal auf Dr. Krone, wieder auf den Professor, dann, ihren Kopf schüttelnd, auf die Schwestern.

»Sie braucht eine Transfusion und Albumin!«, wiederholt er, beide Oberarme eng an den Rumpf gepresst, die Hände zur Faust gekrampft. Sein Gesicht verzieht sich, die Wangen spannen sich an, und sein Grinsen wird so breit, dass der Mund die Zahnreihen freigibt – ein Risus sardonicus[39] anderer Ursache, mag einem medizinischen Beobachter in den Sinn kommen.

»Sollten wir diese Unterhaltung nicht extra muros[40] fortführen, Herr Kollege Pappenheim!«, beendet der Stationschef die Qual der Patientin und wendet sich ihr zu: »Wir besprechen alles in Ruhe. In fünf Minuten erklären wir Ihnen, wie es weitergeht, wann wir den Beatmungs-schlauch entfernen können und ob Sie eine Bluttransfu-sion brauchen.« Mit demselben Lächeln, das längst wie eine Maske wirkt, verlässt Professor Pappenheim das Zimmer, während er mit seiner rechten Hand den Fuß-knöchel der Patientin fasst und »Wird schon wieder!« ruft, den grinsenden Krampf eingefroren im kochend hei-ßen Gesicht.

Aus den Augen

Vor genau einem Jahr, zu Beginn der Sommerferien, wurde bei der 37-jährigen Biologielehrerin ein Gehirntumor diagnostiziert – in äußerst ungünstiger Lokalisation nahe dem Hirnstamm. Mehrere Operationen folgten. Seit sieben Monaten saß sie schon im Rollstuhl. Aufsteigende Lähmung. Vorläufiges Ende der Berufslaufbahn. Monatelange Aufenthalte auf der neurologischen Klinik – und jetzt, seit vier Wochen schon –, Patientin auf unserer Intensivstation.

Luise Herring unterzog sich einer ihrer unzähligen neurologischen Kontrolluntersuchungen. Die Lähmung war mittlerweile so weit fortgeschritten, dass Luise den Steuerungsmechanismus des Rollstuhls, der vor ihrem Gesicht montiert war, nur mehr mit dem Kinn bedienen konnte. Neurologen und Neurochirurgen überlegten oft, ob eine weitere Operation Vorteile bringen könnte. Fazit: Nein. Viel zu gefährlich! Der Resttumor war in Richtung Hirnnervenkerne[41] eingewachsen; eine Operation, eine Resttumorentfernung konnte sie töten. Luises Stimmung war auf null gesunken. Sie lehnte auch Besuche ihrer nächsten Verwandten und Freunde ab. So wollte sie nicht gesehen werden. Ihren Kopf konnte sie kaum drehen, nur die Augäpfel. Ihre Stimme war leise, fast versiegt. Psychiater wurden geholt und befragt, ob man Luises Zustand mit einem stimmungsaufhellenden Medikament beeinflussen könnte. Einem stimmungs-, schmerz- und gefühlslagenmodulierenden. Luise gab bei den Visiten kaum noch einen Laut oder eine Geste von sich. Ein verneinendes Kopfschütteln oder ein kurzes Nicken – damit antwortete sie manchmal auf die Fragen, die ihr der visitierende Professor stellte, bevor er sich zu seinen Ärzten und Schwestern umwandte, die Augenbrauen hochzog und kaum hörbar seufzte.

Nachtdienst auf der Intensivstation. »Hier ist die Unfallchirurgie. Haben Sie ein Intensivbett? Eine Patientin der Neurologie ist samt ihrem Rollstuhl über die Stiegen gestürzt. Schädelbasisbruch. Nach unfallchirurgischem Check-up keine weiteren Frakturen und keine OP-Indikation. Aber die Patientin ist beatmet, kann wahrscheinlich wegen ihrer Grunderkrankung nicht so bald extubiert werden. Die Bewusstseinslage ist unklar.«

»Ja, wir haben ein Bett.«

Wie war der Hergang des Unfalls? fragen wir uns, nachdem die Vitalfunktionen der beatmungspflichtigen Patientin stabilisiert sind. War es überhaupt ein Unfall? Konnte sie auf ihrer Spazierfahrt durchs riesengroße Krankenhaus an der Stiege den Steuerungsmechanismus nicht recht bedienen mit ihrem Kinn? Verlor sie die Kontrolle über den Rollstuhl? Oder wollte sie ...? In jedem Fall verläuft die Intensivtherapie schwierig. Eine Lungenentzündung kompliziert den Verlauf. Luises Vater ist der Einzige, den sie in den vergangenen Wochen zu sich vorgelassen hat. Trotz der Tragik ihrer Krankheit kann er sich nicht vorstellen, dass ihr Unfall ein Selbstmordversuch gewesen ist. Entgegen den Erwartungen auch einiger der erfahrensten Intensivmediziner bessert sich der Zustand der Patientin, zumindest Gasaustausch und Kreislauf. Die Pneumonie klingt ab, wir können die Sedierung beenden. Aber Luise ist gänzlich abhängig von der künstlichen Beatmung. Sie wacht auf.

Visite. Die in Orange gekleideten Mitglieder des Betreuerteams stehen um das Intensivbett herum. Sie betrachten die Geräte, den Respirator und den Überwachungsmonitor mit der grünen EKG-, der roten Blutdruck- und der blauen Sauerstoffsättigungskurve. Einer von ihnen wechselt ein paar Worte mit einem anderen und zeigt mit dem Zeigefinger auf die dünnen weißen Schläuche, die von den Perfusoren zur Patientin führen.

»Sie braucht kein Nor[42] mehr!«, sagt der Arzt, der offensichtlich die Visite anführt, zu einem neben ihm Stehenden. Luise liegt da und hat vor den ans Bett tretenden Menschen ihre Augen aufgemacht. Sie kann im Moment schauen, hören, fühlen, riechen, schmecken, ja, alle fünf Sinne verwenden. Sie kann sich aber nicht mitteilen. In keiner Weise. Rühren konnte sie sich schon vor dem Unfall nicht mehr; jetzt kann sie nicht einmal mehr selbst atmen. Sie wird von einer Maschine vollkontrolliert beatmet. Durch den Beatmungstubus sind ihre Stimmbänder blockiert. Sie kann nicht sprechen. Sich nicht kratzen. Nichts von sich geben. Nur schauen. Sie schaut um sich, ein bisschen kann sie die Augäpfel noch drehen, den Kopf aber nicht, der ist seit dem Unfall in eine Gipsschale eingeschient. So sucht Luise mit ihren Augen die Gegend ab. Die meiste Zeit sieht sie nur die Zimmerdecke, die cremefarbenen Metalltafeln und Metallgitter, hinter denen leise die Klimaanlage surrt, von wo immerfort ein kühler Luftstrom herabstreicht. Manchmal in der Nacht blitzt das Neonlicht auf. Das schmerzt in ihren Augen. Luise sieht die Schwestern und Ärzte in Orange. Unterscheiden kann sie sie nicht. Sie ist froh, wenn ihr die Schwestern ankündigen, was sie mit ihr tun. Zum Beispiel absaugen. Sie weiß, es wird schmerzen und unangenehm sein: Wenn die

Spülflüssigkeit durch den Beatmungsschlauch in ihre Lunge gespritzt wird und sie im Hustenreflex die Flüssigkeit durch den Tubus wieder aushusten wird. Das kennt sie schon. Die Schwestern erklären ihr immer, was sie vorhaben, kurz bevor sie sie anfassen, und auch die Pfleger tun das. Doch Luise kann ihre Arme nicht bewegen, nicht aufzeigen und auch die Sprache nicht verwenden, nicht rufen, ihren Kopf nicht drehen, nicht läuten. Nur schauen. Ihre Augen suchen die Gegend ab. In ihrem engen Blickfeld kennt sie jeden Winkel. Die Zimmerdecke sowieso, auch den silbernen Wagen mit den Spritzen, Tupfern und Medikamenten, die Stangen von den beiden gegenüberliegenden Nachbarbetten. Ihre Augen suchen Gesichter. Sie sieht Gesichter, doch sie kann mit ihren Blicken die Blicke der Gesichter nicht festhalten. Manchmal begegnen ihre Augen kurz denjenigen einer Schwester oder eines Pflegers. Doch nie denjenigen der Ärzte; niemand spricht mit ihr. Keiner schaut her. Da keiner herschaut, hält auch keiner ihren Blick fest. »Sie braucht kein Nor mehr!«, sagt einer. Ist das ein Arzt? Kann der mit mir reden? Ach was, ich kann ja gar nicht reden!

»Haben Sie den Eindruck, dass sie depressiv ist?«, fragt der Arzt eine der Schwestern. »Braucht sie was?« Ein anderer Arzt geht zu dem Computer neben dem Bett, in dem alle Patientendaten gespeichert sind. Genau sieht er sich die Befunde durch. Er überprüft auch die so genannten Zugänge, die Katheter, über die Medikamente, Antibiotika, infundiert werden.

»Fieber?«, fragt eine junge Frau, ihre Arme verschränkt, eine andere Schwester.

»38,2 Grad heute morgen!«

»Wir wechseln den Katheter!«, sagt der Visiteführende.

»Machen Sie das, Frau Doktor?« Und er überprüft den weißen Beutel, aus dem eine künstliche Ernährung über die Magensonde, die über die Nase eingeführt und an der Nase angeklebt ist, in die Patientin gelangt. Luises Augen schauen geradeaus. Ihre Blickstrahlen suchen das eng begrenzte Blickfeld ab. Wird sie heute Glück haben und einen Blickkontakt herstellen können? Wird ein Blickstrahl auf einen anderen treffen? Ins Schwarze treffen? Finden zwei Blickrichtungen zueinander? Wird ihr jemand lange genug in die Augen schauen und sie wahrnehmen. Werden ihre suchenden Augen heute wieder nur schauen oder wird sie einem Blick begegnen. Und ihn halten können. Standhalten? Worte wechseln? Ach was, ich kann doch gar nicht reden!

»Telefon, Herr Dozent!«

An den Rändern ihrer Unterlider sammelt sich glitzernd die Tränenflüssigkeit – vom starren Offenhalten der Augen. Aus Luises Augenwinkeln treten jetzt Tränen heraus, links zuerst, und die zwei Tränen rollen ihr, beinahe im selben Moment, aus den Augen, über ihre Wangen. Morgen vielleicht.

Schonzeit

Er ist fünfunddreißig, Intensivpfleger und liegt auf einem unserer Intensivbetten im schweren Mehrorganversagen. Eine so genannte Systemerkrankung machte eine immunsuppressive[43] Therapie notwendig, und in der Abwehrschwäche hat ein seltener, gefährlicher Keim die Lunge infiziert. Die Beatmung gestaltet sich schwierig, wir wollen mit allen verfügbaren technischen und medizinischen Varianten die Sauerstoffversorgung für diesen bedrohten Mann aufrechterhalten und verbessern. Er liegt in einem Einzelzimmer. Er ist an Maschinen angeschlossen, mittlerweile auch an eine Hämofiltration, eine Art Dialyse. Rund um ihn technische Ausstattung. Seine Augen sind geschlossen, Augencreme quillt zwischen den Lidern, zum Schutz der Hornhaut dick hineingeschmiert. Sein Kopf ist kahl geschoren. Das Beatmungsgerät beatmet. Leise hört man das Gebläse rauschen, der Motor der Hämofiltrationsmaschine surrt. In gut ein Zentimeter dicken Schläuchen fließt das schwarzrote Blut zum Mikrofilter und wieder zurück in den Körper des todkranken jungen Mannes. Das Zimmer ist abgedunkelt. Vor dem Bett, auf dem hellgelben Paravent, ist eine Fotocollage angebracht: Freunde, die einander die Arme um die Schultern legen und auf einem Sandstrand gemeinsam in die Kamera lachen; ihre weißen Zähne strahlen.

Seine Freundin ist siebenundzwanzig. Täglich verbringt sie viele Stunden bei ihm. Seine Freunde, die meisten sind auch Pfleger, kümmern sich aufmerksam um sie. Sie hat langes schwarzes Haar, beugt sich bei ihren Besuchen liebevoll über ihren reglosen Freund, sehnt sich danach, ihn zu berühren, und ist zugleich vorsichtig und besorgt, dass sie etwas falsch macht. Sie hört viele Ratschläge und ist gewohnt, oft nachzufragen in dieser völlig fremden Umgebung. Zwischen Fragen und Antworten, den fast täglichen Änderungen, den Hoffnungen und Rückschlägen, die oft wie der Blitz dreinfahren und alles Hoffen zerstören, erzählt sie, wie sie einander kennen gelernt haben. Beide sind sicher, sagt sie, füreinander geschaffen zu sein in diesem Leben. So etwas passiert nur ganz selten, wenn überhaupt, bestätigen die zahlreichen Bekannten, vor allem die nächststehenden Freunde, die ihn häufig besuchen. Voll Liebe und Sorge, Hoffnung und Bangen, voll Zärtlichkeit für ihren Liebsten, das ist sie. Und sie ist im sechsten Monat schwanger.

Ich bin heute im Dienst, habe das Schicksal des jungen Pflegers und seiner Freundin erst vor einer Stunde kennen gelernt. Ich spüre meine Rückenmuskulatur sich anspannen, als ich ihr von dem fortschreitenden Beatmungsaufwand berichten muss, und habe den Eindruck, die junge Frau, die in den letzten Wochen schon so einschneidende Veränderungen hat erleben müssen, braucht viel Zeit für die Aufklärung. Sie hat einen Rückschlag nach dem anderen einstecken müssen. Es ist kaum zu ertragen, wenn man mit ansehen muss, wie sie um Halt ringt und Hilfe suchend um sich blickt, wenn ich oder einer der Kollegen ihr wieder eine schlechte Nachricht überbringen muss, noch bevor sie die letzte schlechte Nachricht hat verdauen können. Und schließlich ist sie auch noch schwanger.

Dementsprechend lange dauert das Kennenlern- und Aufklärungsgespräch. Der junge Pfleger ist seit vorgestern bei uns auf der Station; einige aus unserem Team hat seine Freundin schon kennen gelernt, ich aber war für sie noch neu. Eine Stunde nehme ich mir für die wichtige erste Tuchfühlung Zeit. Danach gehe ich in unseren Aufenthaltsraum und lasse mich auf einen Stuhl sinken. Die Nachrichten im Fernsehen sind soeben vorbei. Wetter. Einige unserer Nachtdienstschwestern bereiten ein Abendessen vor. Die junge Frau hat das Zimmer ihres Freundes verlassen, uns aber vorhin mitgeteilt, sie würde, wie immer, am späten Abend gegen 22 Uhr noch einmal bei ihm vorbeischauen. Gute Nacht sagen. Ich lehne mich zurück und verschränke die Arme hinter meinem steifen Nacken. Ich beuge mich durch, und im Strecken blicke ich auf den Monitor, da zucke ich auch schon zusammen und sitze mit einem Ruck wieder kerzengerade auf dem Stuhl. In derselben Sekunde höre ich den Pfleger rufen: »Doc! Er flimmert! Schnell!« Eine Schwester läuft mit dem Defibrillator voraus, ich überhole sie und renne ins Zimmer. Pfleger Alexander hat das Bett schon auf »hart« gestellt, die Luft aus den Luftkissen abgelassen und mit der Herzmassage begonnen; eine dritte Schwester hat den jungen Patienten von den Respiratorschläuchen abgehängt und beatmet ihn mit dem Ambubeutel. Binnen 20 Sekunden volle Reanimation im Gang. Defibrillation. Nichts. 300 Kilojoule. Nichts. Die Katecholamine sprechen nicht an. Die Hypoxie[44], die schon vorher geherrscht hat, verschlimmert sich, und die Blutgase sind lebensbedrohlich. Pfleger Alexander schüttelt den Kopf. »Noch nicht ablösen!«, ruft er, während er mit einer Frequenz von 120 pro Minute die Herzmassage fortführt. Wir reanimieren schon 40 Minuten. Dann endlich: Mit einer erheblich höheren Katecholamindosis als vorher, aber immerhin: ein eigener Herzschlag. Sinusrhythmus.

»Wir haben ihn wieder!«, bläst Alex seine Luft aus. Sein

Hemd ist triefnass. Er wischt sich den Schweiß von der Stirn. Nicht und nicht hat er sich ablösen lassen. Die Schwestern stellen das Luftkissenbett wieder auf »weich«, die Kissen füllen sich mit Luft und heben den Patienten in einem Schwung um gut 40 Zentimeter in die Höhe. Vom Ambubeutel wird er wieder an den Respirator gehängt. Die Wiederbelebung ist vorbei. Die Stützung und Erhaltung der Vitalfunktionen kann wieder an die künstlichen Organsupport-Maschinen abgegeben werden. Ich gehe in die Umkleidekabine, um mir ein frisches Hemd anzuziehen, denn obwohl ich nicht selbst reanimieren musste, rinnt mir der Schweiß von der Stirn und über den Nacken hinunter über Brust und Rücken. Dann gehe ich zurück in den Aufenthaltsraum und überlege mir, wie ich der jungen Frau schonend beibringe, dass sich offenbar bei der schweren Hypoxie die Lage ihres Mannes weiter verschlimmert, ja, er sogar ein Kammerflimmern erlitten hat und reanimiert werden musste. Und ich lehne mich zurück, meine Arme im Nacken verschränkt.

»Was ist?!«, entfährt es mir, und ich kippe zurück, sitze wieder gerade. Wie vorhin. Alex steht in der Tür. Ein paar Sekunden lang. »Gibt's Probleme? Wie soll ich es ihr sagen?«

»Er hat weite, lichtstarre Pupillen, Doc.«

»Das kann nicht sein!« Es gibt keinen Grund, an Alex' Mitteilung zu zweifeln, und doch haste ich ins Zimmer des Patienten, ziehe die weiße Plastikschürze im Hineingehen über, nehme mir ein Paar Einmalhandschuhe, trete ans Bett, stütze meine Handballen leicht auf der Stirn des Patienten ab, berühre mit meinem linken Zeigefinger sein rechtes Oberlid und ziehe es langsam und vorsichtig nach oben. Unter der dicken Schicht der Augenschutzcreme starren mir, weit, kreisrund, fast ein Zentimeter im Durchmesser, die trübschwarzen Pupillenöffnungen entgegen. Einige Sekunden lähmt uns der Anblick. Es ist absolut still. Ich ziehe das Oberlid wieder zu, warte ein paar Sekunden, öffne es ruckartig, um zu sehen, ob der plötzliche Lichteinfall die Pupillen physiologisch verengt. Sie rühren sich nicht. Taschenlampe! Alex reicht sie mir, und wir beide wissen in diesem Moment, auch das Licht der Taschenlampe wird zu keiner Pupillenreaktion führen. Unser Patient hat durch die lange Reanimation und die Summe aller Sauerstoffmangelfaktoren einen hypoxischen Gehirnschaden erlitten. Wir stehen um das Bett herum, erkennen die Katastrophe. Das Schellen der Glocke bei der Eingangstüre reißt uns aus der Erstarrung.

»Kann ich bitte hinein! Ich bin's, Sonja!« Die Freundin ist da. Ich eile ihr entgegen und fange sie in der Umbettungszone ab. Die beiden Schwestern und Pfleger Alex trocknen sich die Hände und gehen in den Aufenthaltsraum, während ich die Frau zu unserer Besprechungsecke begleite. Im Gehen sehe ich aus den Augenwinkeln, wie die Frau ihre beiden Hände an ihren Bauch gelegt hat.

»Gibt es was Neues? Kann ich ihm nur schnell gute Nacht sagen?«

»Gehen Sie nur zu ihm ... Nein. Es gibt nichts Neues.«

Ich sitze allein in unserer Besprechungsecke und rede mit mir selbst. Angehörigenbesprechungsecke. Betreuerbesprechungsecke? Selbstgesprächsecke. Ich kann es ihr nicht sagen. Nicht jetzt! Nicht auch das noch! Wem bringt es was? Sie weiß, er ist lebensbedrohlich krank. Ich habe ihr am späten Nachmittag über eine Stunde die fast aussichtslose Situation lang und breit erklären, ihr eine Hiobsbotschaft nach der anderen sagen müssen. Ich habe gesehen, wie ihr Blick stumm schreiend durch den Raum fuhr und nach Halt suchte. Und auch gerade vorhin hat sie ihre Hände schützend vor den Bauch gehalten. Schluss! Aus! Ich sage es ihr nicht! Sie muss geschont werden! Zumindest heute.

Schon kommt sie zurück von ihrem kurzen Gute-Nacht-Ritual.

»Aber die Noradrenalin-Dosierung ist jetzt schon höher eingestellt als vorher«, sagt sie.

»Ja, er braucht ein bisschen mehr«, sage ich.

Die Frau geht zurück zum Patienten. Alex kommt aus dem Aufenthaltsraum.

»Und, wie geht es ihr jetzt; wie nimmt sie es auf?«

Ich hole tief Atem und blase die eingeatmete Luft aus meinem heißen Gesicht. Ich schaue zu Boden.

»Ich habe es ihr nicht gesagt.«

»Sie weiß gar nichts von der Reanimation?«, fragt Alex ungläubig, fassungslos. »Wieso?«

»Ich will sie verschonen. Immerhin ist sie schwanger. Ich sage es ihr vielleicht morgen, wenn sie das alles verdaut hat, was ich ihr heute schon aufladen musste.« Wortlos geht Alex ab. Zu unserem Patienten.

»Warum sieht sein Gesicht viel bläulicher aus als vorhin am Abend?« Nicht wie sonst geht die junge Frau heute sofort nach ihrem Gutenachtkuss um 22 Uhr nach Hause. Einiges kommt ihr anders vor im Zimmer. Warum steht der Paravent verkehrt da. Die Bilder, seine Fotos sind doch auf der falschen Seite! So sieht er sie ja gar nicht! Alex sagt irgendwas. Ich gehe ins Ärztezimmer und mache hinter mir die Türe zu. Ich sitze allein da. Ich lasse meine Arme über die Lehne des Stuhls hängen, auf den ich mich rittlings gesetzt habe, und stütze mein Kinn auf der Lehne ab.

»Ihr Essen steht noch da!«, schreckt mich eine unserer Schwestern auf.

»Ja, danke! Ich will jetzt nicht. Ist sie schon gegangen?«

»Ja, ich glaube schon.«

Nach einiger Zeit raffe ich mich auf und gehe in den Aufenthaltsraum. Zum ersten Mal, dass ich den Alex rauchen sehe, denke ich. Ich setze mich zu ihm. Langes Schweigen. Dass heute einmal der Fernseher nicht läuft, lässt unser Schweigen noch bedrückender erscheinen.

»Wissen Sie was, Doc, ich fühle mich beschissen! Ich musste sie anlügen. Mehrere Male musste ich sie anlügen.«

Obwohl ich in dieser Nacht nicht geweckt werde, muss ich sie schlaflos verbringen. Den Preis muss ich zahlen, denke ich. Am frühen Morgen rufe ich die Frau an und bitte sie um ein Gespräch. Ich erzähle ihr alles. Auch vom Schonenwollen.

»Ich habe eine Bitte an Sie, Herr Professor! Ich will Ihnen weiterhin vertrauen können. Sagen Sie mir bitte immer die Wahrheit. Man muss auf mich keine Rücksicht nehmen, nur weil ich schwanger bin. Mich brauchen Sie nicht zu schonen.«

Erleichterung steigt in mir hoch, nachdem jede Faser meines Körpers von einem Intensivbettzimmer zum anderen in Verspannung geraten ist: Heute habe ich gemeinsam mit einem sehr tüchtigen Kollegen Dienst. Das Vorbildliche an ihm, das, was mich trotz des schweren Patientenbelages nach der Dienstübergabe aufatmen lässt: Er ist einer, der ausgezeichnete Fachkenntnisse besitzt, selbständig denkt und dieses Selbstdenken umsetzt. Er kommt nicht bloß zur Dienstübergabe, hört sich an, was es zu sagen gibt, und setzt sich dann zum Fernseher. Nein. Er kommt meist schon eine halbe Stunde vor der Dienstzeit, nimmt sich die Aktenordner aus dem Regal am Stützpunkt, liest sich die Anamnesen[45] und Dekurse[46] durch, studiert Befunde, die aktuellen und die alten, sucht, vergleicht, erkundigt sich und schließt dann seine Recherchen meist mit der Frage ab: »Was kann ich Ihnen abnehmen, Herr Professor?« Mehr als einmal hat uns seine Aufmerksamkeit zu einer früheren Diagnose oder einer wichtigen Therapiemodifikation gebracht.

»Die schwierigste Patientin ist wohl unsere Frau Hutter!«, sage ich, »kommen Sie mit!« Und ich gehe voran. Frau Hutter leidet an einer koronaren Herzkrankheit, die schon sehr weit fortgeschritten ist. Sie ist siebzig Jahre alt. Vor zehn Jahren hat sie den ersten Herzinfarkt erlitten, vor acht Jahren die erste Bypassoperation erhalten, vor zwei Jahren ihre zweite Bypassoperation, nachdem die ersten Bypässe ihr Herz auch nicht mehr ausreichend versorgen konnten. Aufgrund eines über Jahrzehnte wirkenden Diabetes mellitus sind alle Blutgefäße ihres Körpers sehr mitgenommen. Es ist nicht alleine die schwere Kardiomyopathie, nicht nur das Problem, dass ihr Herz zum Großteil nicht aus gesunden, kontraktionsfähigen Muskelfasern besteht, die das Blut durch den Körper pumpen können, sondern nur mehr aus Narbengewebe, unkontraktilen, unelastischen Flachsen, die das Herz als schlaffen Beutel hängen lassen: Alle Arterien sind durch Plaques verengt, und die meisten Organe der Siebzigjährigen leiden unter Minderversorgung. Sie liegt in einem Dreierzimmer. Ihr trockenes Haar ist von den Schwestern sorgfältig gekämmt worden. Eine Schwester reinigt soeben den Kamm von den Haaren. Frau Hutter ist sediert und künstlich beatmet, bei der Herzschwäche können wir sie noch nicht aufwachen lassen. Wir müssen bei dem schwachen Herzen fürchten, dass sie ihre Krankheit, ihre Krankheiten dieses Mal nicht überleben wird. Die Hautfarbe der Frau ist eine Mischung aus Dunkelgrau und Violett, und landkartenartig ziehen dünne Blutgefäße unter der papierdünnen trockenen Haut über ihren Rumpf.

Wir decken sie vorsichtig ab. Der junge Kollege nimmt sofort das Stethoskop zur Hand.

»Ah!«, er blickt zu mir auf, während er noch nach vorne über die Patientin gebeugt horcht, und seine Augen weiten sich.

»Ordentlich gestaut – trotz massiver Diuretikadosierung! Und rechts gedämpft. Hat sie einen Pleuraerguss? Gibt es ein rezentes Thoraxröntgen von ihr? Sollen wir den Pleuraerguss punktieren? Das könnte ihr Erleichterung bringen!«

Der ist ja heute wieder voll in seinem Element, denke ich, während er mir stufenweise die Diagnostik und Therapie bei all ihren eingeschränkten Freiheitsgraden auseinander setzt. Das Muster eines jungen Arztes. Von dem können sich auch die so genannten Arrivierten einiges abschauen, denke ich mir. Ob der überhaupt noch was lernen muss?

Ein Thoraxröntgen wird angefertigt. Der Pleuraerguss steht tatsächlich so hoch, dass er die rechte Lunge in ihrer Entfaltung schwer behindert. Die Risiko-Nutzen-Analyse spricht für die Pleurapunktion, an die sich der junge Arzt schon gemacht hat, bevor ich noch eine Anweisung erteilen kann. »Schon erledigt!«, meint er und trocknet sich die Hände.

Alles stabil. Wir bestellen uns etwas zu essen. Indisch. Mein Magen knurrt seit Stunden, und manchmal bohrt es darin und er zieht sich zusammen. Die Schwestern haben den Tisch im Aufenthaltsraum abgewischt und Teller vorbereitet. Rote Servietten liegen zu Dreiecken gefaltet unter dem sorgfältig aneinander gelegten Essbesteck. Neben jedem weißen Teller ein sauberes Krügerl und in der Mitte des Tisches drei Flaschen Mineralwasser. Die stinkenden Aschenbecher voller Asche und Zigarettenstummeln wurden von irgendeiner guten Seele wenigstens zwei Meter weit weg auf den Nebentisch gestellt, auf dem immer die Kaffeekanne steht. Der junge Arzt teilt das soeben gelieferte Essen aus. Rasch reicht er die in Alufolie verpackten brennheißen Reisportionen weiter. Ich öffne den Plastikdeckel und schnuppere an meinem »Butterchicken«. »Herrlich!«, ich ziehe den würzigen Geruch durch die Nase, und das Wasser läuft mir im Mund zusammen.

Da schellt der Dreipunktalarm. »Asystolie! Frau Hutter!«, schreit eine Schwester zugleich mit den Signaltönen und lässt das Besteck fallen.

»Aha! Also, na dann!«, sagt der tüchtige Kollege. »Ich

hab' ja geahnt, es gibt noch was zu tun!« Zwei Studentinnen, die bei uns famulieren, arbeiten jetzt am Abend noch an einem Forschungsprojekt. Der Reanimationsalarm schreckt die beiden auf und lässt sie aus dem kleinen Labor laufen. Der junge Kollege ist längst voraus. Die Schwester beatmet, er macht die Herzmassage. Ich stehe beim Bett, verordne die Dosen von Adrenalin und Natriumbicarbonat. Wir müssen davon ausgehen, dass diese Wiederbelebung des kaum mehr schlagfähigen Herzens frustran[47] verläuft. Ich will gerade den Kollegen darauf hinweisen, und die Studentinnen auch, dass man bei der Reanimation besonders auf die ausreichend rasche Frequenz, die durchgestreckten Arme und die harte Unterlage achten muss. Zumindest 100-, besser 120-mal in der Minute muss man mit den im Ellbogen durchgestreckten Armen, die Handballen übereinander auf die untere Hälfte des Brustbeins des Patienten gelegt, mit der Kraft und dem Gewicht seines eigenen Oberkörpers auf den Brustkorb des Patienten niederdrücken und so das Herz von außen komprimieren. Jeder langsamere Rhythmus ist unzureichend. Noch als ich zu dieser Erklärung ansetze, hat sich der junge Kollege, während seiner Herzmassage, schon an die Studentinnen gewandt: »Ja, schauen Sie, so macht man das!«

Unglaublich, denke ich mir, ein bisschen manisch zwar, dieser Bursche, aber der hat ja wirklich alles drauf. Auch die drei Schwestern in unserem Reanimationsteam tauschen einen Blick und nicken anerkennend. Ob der überhaupt noch was lernen muss?

»Durchgestreckte Arme! Und in diesem Rhythmus, nicht langsamer!« Jetzt kniet der junge Arzt auf dem Bettrand, um mit Schultergürtel und Oberkörper eine noch bessere Kompression des Brustkorbs zu erreichen.

»Dieser Rhythmus! Rasch! Nicht langsamer, verstehen Sie! Wie beim Radetzkymarsch!«, strahlt er, mit kurzen Seitenblicken auf uns Umstehende, und die Schweißtropfen rinnen über sein Gesicht. Nun zeigt sich Verwunderung in der Miene der Studentinnen.

»Wie meinen Sie das?«, fragt eine der beiden leise.

»Na, ganz einfach! Schauen Sie her!«, der junge Arzt lacht, unheimlich fauchend: »Tadatam, tadatam, tadatam tam tam! ...«

Und die Stöße gehen im Marschrhythmus auf den dunkelgrauvioletten Brustkorb nieder. Wir Umstehenden starren sprachlos in sein verzerrtes, lachendes Gesicht.

Adrenalin

Schon wieder steht er, seinen Notizblock gezückt, vor dem Fenster der Intensivkoje. Ein stechender Blick funkelt aus dem Gesicht dieser hageren Gestalt mit den kurz geschorenen grauen Haaren. Die Schwestern haben ihn hinausgebeten, sie wollen für seinen 19-jährigen Sohn das Bett frisch machen. Der Vater ist aber nicht hinausgegangen, sondern nur vor die Zimmertüre, um durch das Fenster zu beobachten, was da drinnen geschieht. Seit Wochen ist er überzeugt: Die Ärzte behandeln seinen von Geburt an geistig und körperlich behinderten Sohn nicht aufmerksam genug. Und schon einige Fehler sind passiert in seiner langjährigen Therapie! Er notiert sich jede Einzelheit: Infusionsraten, schreibt die Medikamentenvorschreibung ab, hat sogar schon versucht, in den Patientencomputer einzusteigen, was ihm natürlich sofort verboten worden ist, ebenso wie ihm das Fotografieren verboten worden ist, im Zimmer seines Sohnes, oder sonst wo auf der Intensivstation, was das angespannte Verhältnis noch mehr verspannt. Skeptisch spitzt er den Mund, die dünnen Hautfalten laufen tabaksbeutelartig von den Lippen auseinander und verlieren sich in seinem verbissenen Gesicht.

»Hören Sie, Doktor, ich will bei den Pflegehandlungen nicht vor die Tür geschickt werden wie ein Hund!«

»Niemand schickt Sie vor die Tür wie einen Hund, Herr Gasser, wir haben das schon so oft besprochen! Wir kennen uns jetzt seit Wochen, die Schwestern möchten mittlerweile nicht mehr, dass Sie mithelfen, weil Sie sie nur mit Vorwürfen überhäufen und ihnen jegliche Kompetenz absprechen. Ich habe als Stationsleiter auch die

Aufgabe, auf meine Mitarbeiter zu achten, und deswegen bitten wir Sie, wie die anderen Besucher auch, das Zimmer bei Pflegehandlungen zu verlassen. Sie wurden überhaupt gebeten, vorne, außerhalb der Station, zu warten. Jetzt am Vormittag dürfen Sie ausnahmsweise herein, und wir sind bereit, Ihnen weiterhin entgegenzukommen, wenn Sie sich auch an unsere Spielregeln halten!«

Zum x-ten Mal ein spannungsgeladenes Gespräch mit diesem schwierigen Vater, dem wir alle von Anfang an viel Verständnis entgegengebracht haben, mittlerweile aber mindestens ebenso viel Ablehnung und Antipathie. Dürfen wir, darf ich jemanden überhaupt ablehnen? Hasse ich diesen penetranten Kerl nicht schon längst! Das darf ich niemandem sagen. Aber ja, ich hasse ihn, und mich schmerzt der Magen, jedes Mal in der Früh, seit vielen Tagen, nur weil ich ihn schon wieder vor der Tür stehen weiß, auf mich – auf nüchternen Magen – zustürzen sehe, um mich mit neuen vorwurfsvollen Fragen zu überschütten. Am liebsten würde ich ihn in Bausch und Bogen hinauswerfen. Von den Schwestern will schon keine mehr den jungen Markus betreuen, nur wegen des Vaters. Wir haben den Fall bei der ärztlichen Direktion und der Pflegedirektion gemeldet, aber die schauen uns mitleidig an und sagen nur, für wie tüchtig sie uns halten, die Leiter in den marmornen Hallen des Direktionsgebäudes, und wie sehr sie das bedauern und dass wir da eisern durchmüssen, ja, »eisern!« hat einer von den Leuten zu mir gesagt und dieses eiserne Eisen steckt seither in mir wie ein Messer.

»Er braucht einen neuen Cava, Herr Doktor!«, meint Schwester Claudia bei der Morgenvisite. »Der Katheter hier ist schon 14 Tage drinnen, die Einstichstelle ist stark gerötet, sezerniert ein bisschen, und er hat in der Nacht auf über 38 Grad angefiebert.«

»Können Sie bitte den Cava stechen?«, fragt mich die junge Assistenzärztin, die dieses Semester unserer Station zugeteilt ist. Ja, sicher mache ich das! Eine Punktion der großen Körpervenen und das Positionieren eines Katheters in die Vena cava superior gehört zum kleinen Einmaleins für einen ausgebildeten Intensivmediziner und zählt zu den ersten invasiven Verfahren[48], die junge Ausbildungsärzte unter Anleitung lernen sollen und wollen. Und bald einmal ist einer dann für die ersten Alleinflüge bereit, und es gibt Frankfurter Würsteln laut Stationsgesetz, die der junge, erfolgreiche Stecher dem ganzen Team als Tribut zahlen muss, ein ungeschriebenes Gesetz und penibel geübtes Ritual. Heute aber ist dieser Cava meine Sache. Ich darf und will der jungen Kollegin den Stress nicht aufbürden.

»Ich verspreche Ihnen, wenn hier wieder was schiefläuft, dann sind Sie dran! Sie wären nicht der Erste!«, lässt mich der Vater wissen, als er hört, dass sein Sohn einen neuen Cava-Katheter braucht und weshalb.

»Danke sehr!«, denke ich und würde ihm am liebsten an die Gurgel gehen.

Wir schicken den Mann hinaus, ein Pfleger begleitet ihn und stellt sicher, dass er auch wirklich aus der Station hinausgeht. Wütend stapft der Mann davon und knallt die Türe zur Umbettung zu. Mitarbeiter schütteln den Kopf. Einige Studenten kommen mir zusehen, sie wollen lernen. Markus ist nicht leicht zu stechen, weil man ihn aufgrund seiner Spastik und der verkrümmten Wirbelsäule überhaupt nicht lagern und sich auf die klassischen anatomischen Verhältnisse nicht verlassen kann. Dieser Cava-Katheter ist Sache des Chefs. Und der bin ich.

Schwester Claudia hat alles vorbereitet, in langjähriger Routine geübt. Ich bin froh, dass sie es ist, die mir assistiert. Sie hat viel Erfahrung und strahlt die nötige Ruhe aus. In meinen Gedanken notiert jetzt der Grauhaarige draußen etwas in sein blödes Notizbuch, wetzt mit seinem Hinterteil auf und ab und grübelt darüber nach, was ihm wohl dieses Mal nicht passen könnte.

Ich ziehe die weiße Plastikschürze an und mache mich bereit. Aufgewühlt. Ich wasche die Schlüsselbeingegend und den Hals des leicht sedierten Markus mit Betaisodona[49]. »Immer großflächig waschen«, höre ich mich sagen. Meine Stimme ist tiefer, rauher und leiser als sonst, und sie vibriert. Ich bemerke das selbst, doch rede ich mich darüber hinweg: »Und denken Sie beim Abdecken immer daran, dass Sie die wichtigsten orientierenden anatomischen Stellen wie das Jugulum, den Sternocleidomastoideus und die Clavicula nicht einfach zukleben! Sonst haben Sie keine Chance, sich zu orientieren, und die Trefferquote sinkt, die Komplikationsrate steigt!«, rede ich drauflos, und lege die dunkelgrünen Abdecktücher so hin, wie ich es den jungen Kollegen beschreibe. Als ich das Xylocain aufziehe, bemerke ich, dass nicht nur meine Stimme vibriert. Meine Hände zittern. Ich ziehe das Lokalanästheticum auf wie sonst, halte die Spritze zum Ausspritzen der Luft mit der Nadelspitze nach oben, wie sonst. Aber die Nadelspitze hat einen Zitterausschlag von mindestens zwei Zentimetern. Ich komme mir vor wie zwei Persönlichkeiten in einer. Was ich hier vibrierend und zitternd sehe, bin ich selbst. Ich fühle mich peinlich berührt. Rasch spritze ich die Luft irgendwohin. Wie viele Cava-Katheter habe ich bisher gestochen? Viele Hunderte? Zwei-, dreitausend? Sicher mehr als tausend. Und mehrere Dutzend bei sehr schwierigen Patienten unter erschwerten, risikoreichen Rahmenbedingungen.

Ich punktiere mit der Punktionsnadel. Sofort habe ich das Gefäß getroffen. Erleichtert richte ich mich auf und strecke mich durch. Es knackst laut in meinem Schultergürtel. Aber trotzdem: Beim Versuch, den Führungsdraht in die Nadelansatzöffnung einzuführen, pfuscht mir mein eigenes Händezittern wieder dazwischen. Eine der beiden sehr hübschen Studentinnen schaut zur anderen, ich werde noch nervöser. Das ist doch lächerlich, sage ich zu mir. Das ist nur das Adrenalin. Woher kommt wohl dieses Adrenalin bei einem Routineeingriff? Plötzlich ist mir übel, ich spüre Angst. Ich schäme mich wegen des Zitterns. Ein Oberarzt hat nicht zu zittern. Und ich bin hier festgenagelt, kann nicht einfach alles hinwerfen.

»Könnten Sie bitte hinausgehen und Schwester Regina im Nebenzimmer helfen!«, fordert plötzlich Schwester Claudia die Studentinnen zur Mithilfe auf, während sie ihrer Kollegin Regina im Nebenzimmer kaum merklich durchs Glasfenster bedeutet, dass sie die beiden aus diesem Zimmer draußen haben will. Ich habe geübt, mich vor allem in Krisen und Reanimationsszenarien autosuggestiv zu beruhigen, weil ich gelernt habe, dass niemandem geholfen ist, wenn ich fahrig werde oder gar ausflippe. Doch heute scheitern meine Selbstberuhigungsversuche. Wenn ich hier nicht erfolgreich bin, werde ich einen meiner erfahrenen Kollegen um Hilfe bitten müssen. Ich stütze meine Handballen in den sterilen Handschuhen auf dem Schlüsselbein und am Sternoclaviculargelenk des jungen Markus ab, was den Zitterausschlag verringert. Ich fädle den Führungsdraht in die Nadelansatzöffnung. Endlich. Aber ich kann ihn nicht weiter als zehn Zentimeter vorschieben. Auch bei mehreren Versuchen nicht. Ich drehe die im Blutgefäß steckende Nadel um 90 Grad in ihrer Längsachse. Nichts. Lässt sich nicht vorschieben. Sieben Minuten seit Punktionsbeginn. Es nützt nichts, ich muss wieder heraus mit Nadel und Führungsdraht. Einen zweiten Anlauf nehmen. Noch einmal treffe ich das Gefäß auf Anhieb. Handballen abstützen. Tief durchatmen.

»Geht schon!«, flüstert wohltuend Schwester Claudia mit ihrer tiefen Stimme. Ein zweites Mal zittere ich hinein. Ein Stoßgebet – wohin auch immer. Es klappt. Führungsdraht in Position. Katheter darüber.

»Bitte nähen Sie das an!«, ersuche ich einen hereinkommenden Assistenzarzt. Ich reiße mir die Handschuhe und Ärmelschoner herunter. Das orangefarbene OP-Gewand ist voller großer dunkler Schweißflecken und klebt auf meinem Körper. Nur hinaus. Im Schwung des Hinausgehens drehe ich mich zu Claudia um. Zwei Sekunden Blickkontakt: »Danke!« Und ich öffne die Tür zur Umbettung, laufe hin zum Stationseingang. Zum Ausgang. Der Vater springt vom Stuhl auf, rennt auf mich zu.

»Wann gedenken Sie denn gefälligst den Cava-Katheter bei meinem Sohn zu stechen?«, herrscht er mich an.

»Ist schon fertig!«, gebe ich reflexartig zurück, in einem Gemisch aus Anspannung, Stolz, Dankbarkeit. Eine Minute später schließe ich die Dienstzimmertüre hinter mir, drehe den Schlüssel im Schloss um, zwei Mal, lasse mich aufs Bett fallen – und das Zittern ausklingen. Fünf Minuten. Dann drängt der Termin mit dem wissenschaftlichen Direktor einer Pharmafirma. Das Telefon läutet, und ich verziehe das Gesicht. »Die Allgemeine Station ruft! Eine Reanimation. Sie kommen mit dem Patienten schon auf die Intensivstation herunter!«

»Guten Morgen, Frau Doktor, was ist denn das heute für ein Auflauf hier?«, begrüße ich unsere Kollegin. Ich freue mich, dass ich mit ihr Dienst habe, und lächle – noch. Auf dem Gang steht unser Klinikvorstand, obwohl es Samstag früh ist, der Beginn meines Wochenenddienstes. Seine Arme ineinander verschränkt, diskutiert er mit meinem Kollegen Peter, von dem ich in wenigen Augenblicken den Dienst übernehme. Sie reden miteinander, ihre Blicke zu Boden gerichtet. Ein renommierter Chirurg ist auch zugegen. Und die Familie unserer berühmten Patientin: Frau Professor Genuin ist selbst Herzchirurgin. Bei einer Autoimmunerkrankung ist die Überwachung auf einer Intensivstation notwendig geworden. Obwohl ich vehement die Ansicht verfechte, dass bei uns jeder gleich behandelt wird – »Warum sollte ein Diplomat schlechter behandelt werden als ein Obdachloser?«, sage ich immer zu meinen Kollegen –, bei Frau Professor Genuin ist vieles anders. Sie kriegt mehr Besuch als andere. Sie hat ein anderes Eigenwissen als andere. Eine Reihe von Medizinern, deren Privatpatientin oder Bekannte sie ist, fragen nach, wie es ihr geht, und ich denke, auch ich besuche die Frau Professor öfter, als ich andere Patienten besuche, und frage zweimal nach, ob die Neigung des Bettoberteils, die Lage ihres Oberkörpers, das Kissen so passen, wie sie sind, oder ob ich das Kissen nicht doch ein bisschen mehr in Richtung Nacken hinunterschieben soll, ob sie vielleicht Durst hat und so weiter.

»Einige sind halt doch gleicher als andere!«, hat ein Pfleger in einem meiner letzten Nachtdienste die Sondersituation versucht auf den Punkt zu bringen.

Aber heute und hier geht es nicht um die Oberkörperhochlage, weder um ein Kopfkissen noch um das Herbeibringen und Einflößen eines Früchtetees. Der seit Tagen bekannte und bisher symptomarme Herzbeutelerguss macht Frau Professor Genuin jetzt zu schaffen. Erste Tamponadezeichen. Zwei Spezialisten der Echokardiographie haben in den vergangenen Stunden unabhängig voneinander den Schweregrad des Ergusses festgestellt. Das Herz ist von einem breiten Flüssigkeitsmantel umgeben, wo sonst nur ein hauchdünner Flüssigkeitsfilm die beiden Herzbeutellamellen aneinander hält. Der Flüssigkeitsmantel drückt das Herz zusammen und würgt seine Füllung mit Blut und seine Pumpfunktion ab. Von den vier Herzkammern ist zuerst der dünnwandige rechte Vorhof an der Reihe, der wird als Erster eingedrückt. In diesem Stadium sind wir jetzt. Die Frau Professor wurde mindestens fünf Mal täglich echokardiographiert. Aber die Punktion hat man noch hintangehalten. Eine Herzbeutelpunktion ist eine invasive Angelegenheit, risikoreich, auch für Geübte und Erfahrene. Man sticht nicht so einfach mit einer dicken Punktionsnadel auf das Herz zu. Es gibt klare Kriterien dafür. Die hat man jetzt einige Male als gegeben befunden. Wenn ich der Frau Professor ins Gesicht sehe, so blickt mir tatsächlich ein ganz anderer Mensch entgegen als in den vergangenen Tagen: blass, schweißig, rasch und flach atmend, das Nachthemd nass, obwohl erst vor einer Viertelstunde gewechselt, mit Sauerstoffbrille und Sauerstoffmaske im Gesicht eine sehr schlechte Sauerstoffsättigung von 84%.

»Müssen wir wirklich punktieren, Herr Kollege?«, keucht sie leise und hastig. »Muss das sein?«

»Ja, ich denke schon, Frau Professor!«

»Lasst mich leben! Bitte!«, und Tränen beginnen über die kalte Nässe ihrer Wangen zu laufen, sich mit den vielen kleinen Schweißperlen vermischend, rasch über ihre Wangen zu rinnen. Das Lachen ist mir vergangen.

»Wir haben gerade überlegt«, sagt der Klinikvorstand vorsichtig, »wer der Geeignete für diesen doch riskanten, aber unumgänglichen Eingriff ist.« Und er schaut mit einem Augenflackern vom Boden auf.

»Ich mache es natürlich«, sage ich. »Die Indikation ist ja eindeutig. Ich mache das schon!«

»Ja, auch die Kardiologen meinten, es solle doch lieber jemand von der behandelnden Abteilung tun, und nicht ein-Konsiliararzt. Auch der behandelnde niedergelassene Kardiologe ist der Meinung, das gehört bald punktiert, aber selbstverständlich würde er das den Intensivmedizinern überlassen. Er empfiehlt aber, vor der Punktion sicherheitshalber die Herzchirurgen zu informieren, falls eine Komplikation auftritt und die Frau Professor akut operiert werden müsste. Damit auch ein OP dann frei ist.«

Während mich der Klinikvorstand über diese mehrfachen Vorsichtsmaßnahmen informiert, kommt schon der Herzchirurg zur Türe herein. Vorbildlich rasch funktioniert die Kommunikation. Das scheint auch etwas anders zu laufen als sonst.

»Fühlen Sie sich wirklich sicher genug für diesen Eingriff?«, fragt mich väterlich der Klinikvorstand.

»Ja, ich fühle mich sicher genug. Ich kann Frau Professor Genuin 20 Jahre Erfahrung als Arzt und einige Dutzend Perikardpunktionen anbieten«, höre ich mich mechanisch sagen. Die Selbstsicherheit dieser Worte spiegelt alles andere als meinen Gemütszustand. Ich kenne dieses Gefühl schon, wenn man im Rampenlicht steht und einem alle auf die Finger sehen bei gefährlichen Eingriffen und viele Zaungäste ihre Meinungen kundtun darüber, wie sie es selbst machen würden und wie sie dies und das ganz anders angelegt hätten. Mein Instinkt sagt mir aber darüber hinaus: Ich muss es tun, und ich kann es auch.

»Ich möchte, dass Sie mich holen, wenn Sie die Punktion beginnen!«, bittet der Klinikvorstand, bevor er sich für eine Weile verabschiedet.

»Ich werde mich hüten!«, denke ich und nicke ihm zu.

Dann begebe ich mich ans Bett zu Frau Professor Genuin. Ich teile ihr mit, was wir vorhaben, und bitte Schwester Martina, ab nun niemanden mehr ins Zimmer zu lassen. Nur die Schwester, die Frau Professor und ich. Ihren besorgten Mann und die besorgten erwachsenen Kinder ersuchen wir, das Zimmer zu verlassen. Der Herzchirurg hat sich schon mit den Worten »Wir stehen bereit!« verabschiedet.

Frau Professor Genuin kennt zwar jeden Schritt, der jetzt kommt, aber die sachlichen Erläuterungen scheinen ihr gut zu tun. Ich spreche sehr langsam, die Langsamkeit hilft auch mir, mich zu beruhigen, denn noch immer mischt sich in meine Gedanken die flehentliche Bitte der schweißgebadeten, nach Luft ringenden Patientin: »Lasst mich leben!«

Wie oft habe ich diese Prozedur schon gemacht? Sicher dreißig, vierzig Mal. Schon bevor ich auf meine Finger schaue, weiß ich, sie zittern. Doch sie zittern nicht arg. Ich warte noch ein bisschen, lege der Patientin langsam meine

Hand auf die Stirn. Schalte mit bewusst langsamen Bewegungen das Echokardiographiegerät ein, lasse es warmlaufen. Zwei Minuten braucht das Gerät eben dafür.

»Ich mache jetzt die Lokalanästhesie, Frau Professor! Schauen Sie am besten zum Fenster hinaus. Das brennt ein bisschen, Sie wissen das.«

Sie dreht ihren Kopf zum Fenster. Mit ihrem »Ah!« schrecken wir beim Nadelstich gleichzeitig auf. Warten.

»Wir lassen das Xylocain einwirken!«

Ich lasse das Xylocain länger einwirken als sonst. Vielleicht sollte ich das Xylocain immer so lange einwirken lassen wie dieses Mal, denke ich. Als ich mit der Punktionsnadel an die anästhesierte Haut herangehe, fühle ich mich sicher genug. Erstens, sage ich mir, ich habe das wiederholt geübt, ich kann das und ich weiß das. Zweitens: Sie braucht jetzt Hilfe. Meine Hilfe. Ich kenne das Risiko und habe es minimiert, so gut ich konnte. Ich bin fast erstaunt, wie wenig meine Finger zittern, doch zur Sicherheit stütze ich meine Handballen auf ihrem Brustkorb ab. Ich atme auf, als ich die bernsteinfarbene Flüssigkeit in die Punktionsspritze aufziehe. 800 Milliliter fließen ab. Ich atme auf, aber vor allem die Patientin atmet auf, ihr Kreislauf stabilisiert sich, ihr Herz ist aus dem Würgegriff befreit. Ich fühle Dankbarkeit. Auch wenn ich einmal 100 Perikardpunktionen auf das Konto meiner Erfahrung verbuchen sollte, wird mich angesichts eines erfolgreichen Eingriffs das Wissen begleiten, dass zu Erfahrung und Übung auch Glück gehört. Und was ich überwiegend empfinde, wird wieder schlichte Dankbarkeit sein.

»Ein Neuzugang mit der Rettung, Herr Oberarzt!«, ruft die Schwester über den Gang. Männer in roten Jacken schieben einen Burschen auf einer Bahre vorbei, das Fahrgestell scheppert. Die Füße des junge Patienten ragen über die Bahre hinaus, unter dem weißen Leinentuch und der grauen Wolldecke hervor. Oberarzt Klomser tritt an das Bett heran.

»Grüß Gott!«, redet er den Patienten an und greift nach dem Puls des großen, hageren jungen Mannes. Erst nach einigen Sekunden zieht dieser langsam seine Augenlider hoch, Klomser muss ihn vorher leicht rütteln.

»Ja. Hallo«, hört man undeutlich und die Augen fallen ihm wieder zu.

»Bitte, Schwester Grudrun, machen Sie inzwischen EKG und Blutabnahme, alle Routine-Aufnahmebefunde. Ich komme gleich! Schaue nur noch ins Stationszimmer!« Es ist 17 Uhr, der Oberarzt befindet sich auf seinem Rundgang durch die Abteilungen des Krankenhauses, die er während seines Nachtdienstes heute hauptverantwortlich betreuen wird.

Oberarzt Dr. Fabian Klomser ist 36 Jahre alt, ein athletischer Typ, seine schwarzen dünnen Haare hat er zurückgekämmt, an seinen Schläfen schimmert ein dezentes Grau. Er trägt eine Brille mit ovalen Gläsern, die von einem hauchdünnen, bronzefarbenen Metallrahmen eingefasst sind. Eine elegante Erscheinung. Er ist sehr zuvorkommend, charmant, stets glatt rasiert, und der Duft eines Rasierwassers oder Eau de Toilettes, das von den

Schwestern schon oft gelobt worden ist, schwebt meist hinter ihm. Von seinem Auftreten, den gehobenen Umgangsformen und seiner Freundlichkeit abgesehen wird Klomser aber vor allem für sein enormes Wissen, seinen unnachahmlichen Fleiß, sein technisches Geschick und seine wissenschaftlichen Leistungen im gesamten Landeskrankenhaus bewundert. Er ist ein scharfer Denker und dafür bekannt, dass er binnen kürzester Zeit die Diagnose einer Krankheit erkennt und die Patienten ihrer korrekten Therapie zuführt. In der Diagnostik ist er den meisten haushoch überlegen. Mit ihm im Dienst zu arbeiten empfinden die jungen Ärztinnen und Ärzte wie einen Turbokurs in Differentialdiagnose und -therapie, weil er so viel weiß, weil man ganz von selbst viel lernt, allein wenn man an seiner Seite ist und ihn beobachtet. Darüberhinaus ist Dr. Klomser ein begabter Lehrer. Er kann komplexe pathophysiologische Zusammenhänge so erklären, dass sie jeder Student versteht und aufgrund seiner bildreichen Vergleiche, Metaphern und seines didaktischen Geschicks meist nicht mehr vergisst. In den ersten Semestern seines Medizinstudiums hat er gemeinsam mit zwei Kollegen alle großen Prüfungen vorbereitet, und die drei haben die Rigorosen immer mit Auszeichnung bestanden. Es machte ihnen Spaß, Spitzenleistungen zu erbringen. Von ihren Semesterkomillitonen wurden sie »Die drei Musketiere« genannt.

»Wenn du dem Fabian einen 800-Seiten-Wälzer über Klinische Pathophysiologie in die Hand drückst, braucht er vielleicht drei Wochen – dann aber kannst du jede Seite aufschlagen!«, bewunderte ihn ein Studienkollege einmal. Die drei hatten sich Exzellenz und Perfektion zum Ziel gesetzt und ihre Sache durchgezogen. Im letzten Studienjahr setzten sie alles daran, ihre Erfolgsserie bis zur Promotion fortzusetzen. Die große Auszeichnung lockte. Die Lehrer an der Fakultät schätzten sie. Die drei lernten nicht nur die Lehrbücher, sie waren auch in neueren wissenschaftlichen Erkenntnissen beschlagen, lasen Auszüge aus Fachzeitschriften. Beim Rigorosum aus Augenheilkunde waren alle sprachlos, die zuhörenden Studenten, der Prüfungsassistent und der angesehene Professor selbst, als Herr cand. med. Fabian Klomser zur Pathogenese der hypertonen Retinopathie[50] gleich fünf aktuelle wissenschaftliche Arbeiten zitierte und mit seinem Wissen voll ins Schwarze traf. Von den »Drei Musketieren« entsprach am Schluss nur Fabian Klomser den hohen Ansprüchen, die die drei sich selbst gesetzt hatten. Sub auspiciis[51] – er allein.

Heute hat er mit einem jungen Kollegen Dienst. Dr. Hans Eberstein ist seit einem Jahr als Turnusarzt angestellt: schwarzes Haar, kurz geschnittener Vollbart, schlank, ernst. Auch er bewundert Klomser, freut sich, mit ihm im Dienst zu sein.

»Wir haben heute Dienst? Wunderbar!«, begrüßt der Oberarzt den jungen Kollegen. Gemeinsam sind sie dabei, die Stationen abzuschreiten, um die wichtigen Patientendaten für den Nachtdienst zu erfahren.

»Gleich nach dem Durchgehen schauen wir uns den jungen Patienten an. Haben Sie gesehen, wie abgemagert der war, Dr. Eberstein, und kaum ansprechbar!«

Klomser wendet sich den im Stationszimmer umstehenden Schwestern und dem Stationsarzt vom Tag zu:

»Wie ihr wisst, ist die Intensivstation gesperrt wegen der Wartung. Die Intensivmediziner haben auch heuer wieder mich gebeten, die zwei Tage einzuspringen, bis morgen früh. Falls ein Patient dekompensiert, wenn es irgendwo brennt, werde ich den betreffenden Patienten im Intermediate-Care-Bereich versorgen; zwei Respiratoren haben die Intensivschwestern für uns aufgerüstet und stehen dort bereit.«

»Ja, lieber Eberstein!«, wendet er sich dem Turnusarzt zu, »drei unserer Patienten auf den Normalstationen sind instabil. Wir beide haben also heute Nacht auch den Intensivdienst zu übernehmen. Das heißt: Wir brauchen nach der Mitternachtstherapie erst gar nicht schlafen zu gehen! Ha! Ha! Ha!«, lacht Klomser laut.

Eberstein fühlt: Das wird ein besonders herausfordernder Dienst. Klomser ist bekannt und beliebt wegen seines unerschöpflichen Wissens, seiner Bereitschaft und Fähigkeit, dieses Wissen zu vermitteln. Doch ist er auch gefürchtet, weil er seine Kollegen um sich herum zum selben Arbeitstempo, zum selben konzentrierten Einsatz zwingt, wie er ihm selbstverständlich scheint, eben seinem Naturell entsprechend.

»Wenn wir unseren Oberarzt Klomser nicht hätten!«, lacht die Oberschwester, nickt ein paar Mal und blickt in die Runde.

»Na! Na! Schwester Gundula!«, lacht Klomser.

»Wollen Sie noch einen Kaffee, Herr Oberarzt, ganz frisch?«, bietet Oberschwester Gundula an.

»Der riecht ja herrlich, ich danke Ihnen vielmals, vielleicht später! Los, kommen Sie, Eberstein, der junge Bursche hat sehr krank ausgesehen!«

Der junge Mann liegt auf dem Untersuchungsbett. Seine Augenlider fallen immer zu.

»Er ist ganz schlapp und durcheinander!«, weint die Mutter und wischt sich mit einem Papiertaschentuch die Tränen aus dem Gesicht. »Er wird immer dünner, sieht schlecht, aber er wollte nicht zum Arzt. Der Turnlehrer hat jetzt am Nachmittag zuerst mich und dann gleich die Rettung verständigt! Der Junge konnte sich nicht mehr auf den Beinen halten, vom Turnen keine Rede, ist dann kollabiert! Und er scheint komplett verwirrt!«

Die Aufnahmeschwester hat schon das Blut abgenommen, bei dieser Gelegenheit gleich einen Venflon[52] gesetzt und ein EKG geschrieben. Die Blutbefunde werden im Labor ausgewertet. Oberarzt Dr. Klomser setzt sich auf den Rand des Untersuchungsbettes, betrachtet den jungen Patienten genau. Er spricht ihn an, rüttelt ihn wieder leicht. Schwer hebt der Junge seine Augenlider. Dr. Klomser berührt ihn am Oberarm, drückt vorsichtig die Haut zu einer kleinen Falte zusammen. Er fühlt seinen Puls.

»Messen Sie inzwischen den Blutdruck, Eberstein!«

»Gnädige Frau, bitte warten Sie draußen«, wendet sich Klomser an die Mutter, die mit den Fingern fest ihre Handtasche umklammert. »Wir müssen ihn untersuchen, ich komme gleich zu Ihnen! Beruhigen Sie sich! Wir kümmern uns schon um ihn.«

Konzentriert blickt Dr. Eberstein auf die runde Messskala des Blutdruckgeräts.

»Nur 65/40 mmHg!«, sagt er leise und ungläubig und misst ein zweites Mal: »Extrem niedrig!«

Klomser nickt langsam, nimmt den EKG-Streifen, zieht ihn rasch durch seine Finger wie einen Film.

»Sinustachykardie[53] – 150!«, gibt er das EKG an Eberstein weiter.

»Häng ihm einen Liter NaCl[54] an, er ist ganz ausgetrocknet. Das sind Zeichen des Kreislaufschockes, sag ich Ihnen!« Eberstein nickt ernst und angespannt. Handeln ist angesagt. Wir brauchen die Diagnose, rasch, sonst wird der Junge noch komplett bewusstlos. Gott sei Dank habe ich mit Klomser Dienst, denkt sich Eberstein. Vielleicht bringen uns die Blutwerte bald einen Schritt weiter.

Klomser richtet sich auf. Plötzlich bleibt er wie angewurzelt stehen. »Ist das der Harn des Patienten?«, hallt seine Stimme.

»Ja, wieso? Hab ich was falsch gemacht?«, fragt die Schwester.

Klomser antwortet nicht. Er läuft zum weiß lackierten Schrank, öffnet die Glasvitrine, entnimmt aus einer kleinen Dose einen Teststreifen und taucht ihn in das Messglas mit dem blassgelben, wässrigen Harn, etwa 600 Milliliter. Ein paar Sekunden danach dreht er sich um, lacht stumm, hält den beiden den Harnstreifen hin, auf dem zwei dunkle Flecken zu erkennen sind.

»Wir haben die Diagnose. Noch einen zweiten Liter Flüssigkeit! Nehmt aber die 2/3-isotone[55] Lösung und gebt 20 mVal Kaliumphosphat dazu! Die Insulindosierung sage ich gleich an.«

Eberstein ist völlig überrumpelt und steht mit offenem Mund da.

Klomser setzt sich ans Telefon.

»Station für Endokrinologie! Herr Dozent, Sie sind noch da? Das ist ja fein. Wir haben hier vor 15 Minuten einen jungen Mann aufgenommen, 18 Jahre, Erstmanifestation eines Typ-1-Diabetes, schon ziemlich schwere Azidose, somnolent[56]. Wir werden ihn vorläufig in der Intermediate-Care-Zone betreuen. Therapie läuft. Sobald er mit Kreislauf, Elektrolythaushalt und metabolisch stabiler ist, braucht er ein Bett auf Ihrer geschätzten Station. – Wunderbar, dann bringen wir ihn später hinauf. Danke!«

Die Aufnahmeschwester nickt anerkennend und lächelt. Dr. Eberstein holt tief Luft und kommt aus dem Staunen nicht heraus.

»Ha! Ha! Ha!«, lacht Klomser laut. »Als ich den Harn gesehen habe – mehr als einen halben Liter, und so hell! Bei dieser Kreislauflage! – In diesem Moment habe ich alles gewusst.

»Herr Oberarzt, schnell! Reanimation auf der Kardiologie!«, reißt die Nachtdienstschwester die Tür zum Untersuchungszimmer auf.

»Ich komme! Los, Eberstein, laufen wir!« – Die Aufnahmeschwester bleibt bei dem jungen Patienten zurück.

Herr Heinrich Pranicek, ein 72jähriger Mann mit multipler Arterienverkalkung und schwerer Herzmuskelschwäche nach mehreren Herzinfarkten. Aortokoronare Bypassoperation[57] vor drei Jahren. Jetzt teilweise Re-Okklusion. Laut Koronarangiographie ist keine neuerliche Operation möglich, wurde bei der Übergabe am Nachmittag gesagt.

Der Körper des kleinen Mannes liegt ausgedörrt auf dem Bett, durchrüttelt von den Stößen der Herzmassage. Der Kopf wackelt starr im selben Rhythmus. Die Haut ist zu einem bläulichen, violett-grauen Farbgemisch eingedunkelt, dünne blaue Blutgefäße ziehen unter der papierdünnen, runzeligen Haut. Die Backenknochen stehen hervor, schlaff fällt das Kinn, starr ragen die zahnlosen Kiefer des alten Mannes, als die Schwester rasch am Ambubeutel[58] die Beatmungsmaske auf eine kleinere Größe wechselt. An den Oberarmen und Oberschenkeln sind große, dunkelblaue und schwarze Flecken zu erkennen. Klomser wirft seinen Mantel über einen Stuhl.

»Intubieren!«

Binnen einer Minute kann die Schwester den Patienten über einen Tubus beatmen. Dr. Eberstein ist aufgewühlt, angespannt reißen ihn die Gedanken hin und her. Soll er irgendwas tun? Helfen? Den herzmassierenden Kurspfleger ablösen? Und er ist voller Bewunderung, wie jeder Handgriff bei Klomser sitzt.

»Defibrillator! 200 Kilojoule!«

Keine Herzaktion.

»300!«

Vereinzelte Herzschläge werden jetzt von einem regelmäßigen Puls gefolgt.

»Cava und Arterie[59]!«, ruft Klomser.

Der Blutdruck bei Herrn Pranicek ist sehr niedrig. Klomser hat erst beim dritten Nadelstich die Arterie getroffen.

»Wir bringen ihn in die Intermediate Care!«, ordnet Klomser an.

»Der alte Herr Pranicek, wir kennen ihn schon seit drei Jahren!«, sagt die Stationsschwester der kardiologischen Abteilung, die jetzt um 19:30 Uhr noch wartet, als sich ein ganzer Tross in Richtung Intermediate-Care-Station aufmacht. »Er hat kaum noch Reserven. Wir sind uns seit Wochen bewusst, dass er wohl nicht mehr auf die Beine kommt«, sagt sie leise in Richtung Oberarzt Klomser. »So wie das aussieht, werden wir seine Familie informieren müssen!«

»Das kriege ich schon hin!«, erwidert Klomser, »aber rufen Sie an, wenn Sie meinen!«

Auf der Intermediate-Care-Station liegt nur der junge Mann. Er ist schon wacher als vorhin. Rasch bittet man seine Mutter hinaus. Der alte Mann wird hereingeschoben, an das Beatmungsgerät angeschlossen. Neben ihm stehen der Defibrillator und die Infusionsstangen mit den Infusomaten und Perfusoren[60]. Klomser schickt nach dem Herzultraschallgerät. Er ist auch in dieser Untersuchungstechnik versiert. Der im Querschnitt kreisrund dargestellte Herzmuskel des Patienten Pranicek scheint ausgeweitet, dünn, und kontrahiert sich nur wenige Millimeter. Sein Blutdruck fällt wieder.

»Komm, zieh die Katecholamine auf, schnell! Dobutamin steigern!«

Klomsers Gesicht prangt angestrengt. Dr. Eberstein schreckt zusammen und beeilt sich. Bis ein Uhr früh versuchen sie den alten Herrn Pranicek zu stabilisieren. Noch drei Mal Kammerflimmern. Noch drei Defibrillationsserien. Die Familie erscheint. Klomser eilt an ihnen vorüber.

»Es ist wohl sehr ernst!«, sagt er im Vorbeigehen, drei große Infusionsspritzen in der Hand. Eberstein kann nur eines nach dem anderen ausführen, was Klomser anordnet. Die logische Abfolge der Medikamentengaben kann er nicht mehr nachvollziehen; der Turnusarzt bezweifelt auch, dass in diesem fortgeschrittenen Stadium der Krankheit die invasiven Maßnahmen noch sinnvoll sind. Nach einer weiteren Stunde, der intravenösen Gabe verschiedener Antiarrhythmica[61], scheinen zumindest die Attacken des Kammerflimmerns auszubleiben.

»Gut!«, keucht Klomser.

Doch der Blutdruck, der nun schon mit sehr hohen Dosen aggressiver Kreislaufmittel gestützt wird, hält sich nicht.

»Sollen wir die Familie nicht fragen, ob sie einen Seelsorger wollen?«, fragt Eberstein.

»Wieso denn Seelsorger? Was soll das? Los, Eberstein, geben Sie ihm jetzt langsam den Bolus des Phosphodiesterasehemmers[62], dann die kontinuierliche Infusion, mit der Rate, die ich ausgerechnet habe! Ich bringe ihn über die Nacht, das garantiere ich Ihnen!«

Fünf Uhr morgens. Der junge Diabetespatient wurde um Mitternacht auf die Normalstation gebracht. Wieder ein Blutdruckabsturz bei Herrn Pranicek. Kein Harn. Nach wie vor schwere Übersäuerung des Blutes.

»Die Familie möchte einen Seelsorger!«, kommt Dr. Eberstein herein, der gerade lange mit Familie Pranicek geredet hat: Die Gattin des Patienten und seine drei erwachsenen Kinder.

»Na, dann rufen sie eben einen!«, gibt Klomser knapp zurück, während er eine Ampulle nach der anderen aufbricht, mit fahrigen Bewegungen eine klare Flüssigkeit in die dicke Plastikspritze aufzieht – in der schwarzen großen Tonne zerschellen die leeren Ampullen. Die Diplomschwester und Dr. Eberstein sehen einander wortlos an. Eine Seelsorgerin trifft ein.

»Herr Oberarzt! Denken Sie nicht, dass Herr Pranicek es gar nicht mehr schafft?«, fragt die Schwester, und Eberstein hat in diesem Moment den Eindruck, ihre Mundwinkel zittern leicht.

»Los! Hängen Sie die Infusion an!«, drückt Klomser die dicke Spritze mit der langen, dünnen Infusionsleitung dem Eberstein in die Hände.

»Was ist denn das?«, fragt Eberstein.

»Ein neues Prostaglandin[63]«.

Die Tür zur Intermediate-Care-Station öffnet sich. Die Stationsschwester der kardiologischen Station hat sich soeben länger zur Familie Pranicek gesetzt, die sie schon gut kennt. Ihre Hände hält sie über dem Kopf verschränkt an den Rand der halb offenen Eingangstüre gedrückt. Sie atmet tief ein und langsam aus, beobachtet, den Kopf an ihre Arme gelehnt, das Geschehen.

»Wir haben keinen Dreiweghahn[64] mehr frei!«, sagt Eberstein.

»Dann bauen wir eben noch einen ein! Geben Sie her!«, erwidert Klomser.

»Wenn der Blutdruck fällt, werden die Medikamentendosen gesteigert, Eberstein, genau in der Abfolge, wie ich es Ihnen gesagt habe!«, ruft Klomser dem sprachlosen Turnusarzt zu, während er sich an den Dreiweghähnen zu schaffen macht.

»Bei mir stirbt der nicht!«, hört man leise.

Herr Pranicek wird am Morgen von den Intensivmedizinern übernommen. Er verstirbt um 9:12 Uhr.

Der Schrei der Päpste

Der Schein trügt. Ein zweiter Blick kann die Wirklichkeit schärfer abbilden als ein erster Eindruck. Auch wenn ich dieses Gemälde betrachte. Ein Porträt.

Er sitzt hinter einem goldgelben Gestänge, das ihn wie ein doppeltes Geländer umschließt. Der Papst ist eingezäunt. Sein Thron ist in Gold gefasst. Die Rückenlehne reicht bis an seinen Hinterkopf, und ihre Rahmenknäufe überragen ihn. Der Papst sitzt nicht auf diesem Throngerüst. Er ist dorthin gesetzt worden. Auf den ererbten, für ihn vorgesehenen Sitz, von x-fach hineingesetzten Vorgängern abgewetzt. Der Papst ist befestigt. Schlieren überziehen ihn, die dem Betrachter den Blick verschleiern. Halb durchsichtig senkt sich der Vorhang vor der Gestalt und zieht unten am Traggestell zeltförmig nach vorne und seitwärts. Als ob daran gezerrt würde. Die Vorhangfalten verschmelzen mit jenen des weißen Papstrockes. Auf seinen Chorrock sind dunkelrote Flecken gespritzt. Sein Schulterumhang ist im dunklen Violett gemalt, vom Schleier verhangen. Die Schultern hängen herab, die rechte scheint ihm überhaupt zu fehlen: Schwarze Löcher sind aus dem dunkelvioletten Schultergestell herausgerissen. Unter dem Schulterumhang ragen seine Arme hervor, von grauweißen Stoffärmeln umhüllt wie sein Unterleib vom Chorrock. Die Unterarme liegen nicht auf den goldenen Armlehnen, die sich auf den mächtigen Thronbeinen abstützen. Seine Unterarme sind auf die Lehnen gepresst. Aus den Ärmelrohren ragen die Hände des Papstes hervor. Schlierig verschwommen, dennoch zart scheinen die Finger der bleichen Hand, eng zusammengepresst. Ein dicker dunkelroter Farbklecks tropft von den Fingern seiner linken, um den Knauf der Armlehne gekrampften Hand auf den Chorrock. In einem grauweißen Hemdkragen sitzt der hochgezogene Kopf und in der Mitte ein faustgroßes schwarzes Loch. Er schreit, denke ich, brüllt aus Leibeskräften aus sich heraus oder jemanden an, krächzt, befiehlt seinen Untertanen, seiner Garde, seinen Kardinälen, irgendwem irgendwas! Seinen eiförmigen Kopf bedeckt andeutungsweise eine blaue Mütze. Oder doch ein dunkelviolettes Birett? Die Kopfbedeckung befestigt ihn oben an der Thronlehne. An Händen und Kopf ist die Papstfigur in ihren Thron fixiert. Dort ist sie hingesetzt, hineinprojiziert und mumifiziert worden. Das schreiende Mundloch weist einen Saum von dünnen weißen Oberkiefer- und stummeligen Unterkieferzähnen auf. Ein Brillenrand sitzt auf der verbogenen Nase. Vom Birett aus läuft über Stirn und Nasenrücken ein Wellenstrom mitten durch die verzerrte Figur. Und auch von unten herauf scheint der spaltende Strom durch seine Brust hindurchzufahren, schießt bis in seinen Kopf empor und scheint ihm den Schädel zu sprengen. Der Thron aber leuchtet und rings um ihn herum das Traggestell, von dem er zugleich nach vorne und seitwärts gezogen wird. Höhnisch blitzen die goldenen Rahmen, wo der Strom im Kreis fährt und den Festgenagelten zittern und rasen lässt.

Im Näherrücken wandelt sich sein Gesicht und der Hintergrund. Die Brust-Kopf-Perspektive erschreckt und fasziniert zugleich. Ich muss mich sofort entscheiden: Verweilen oder zurückweichen? Spannung aushalten oder ihr aus dem Weg gehen? Die vertikalen Schlieren sind zu breiten gittrigen Stäben geworden. Die Thronränder funkeln goldener, erscheinen unter noch stärkeren Strom gesetzt als beim ersten Blick aus größerer Distanz. Der ovale Schädel ist höher gezogen. Das Antlitz verzerrter, grauer, tot. Die Brille ohne Fassung verbogen, als hätte man ihm ins Gesicht geschlagen, seine Nase nach rechts verkrümmt, gebrochen. Die zerklüfteten Unterkieferzähne sind in Stücke zerrissen. Scheinen in den schreienden schwarzen Krater hineinzufallen, der, aus der Nähe gesehen, noch weiter klafft. Zwar reißt das schwarze Loch noch immer den Blick des Betrachters an sich. Aber der Schrei hat sich verwandelt. Dieses Papstgesicht schreit nicht. Unter dem ausladenden Kinn ist der Kehlkopf zugedrückt. Im Zentrum des Papstporträts steht nicht ein Schrei. Der Mächtige brüllt nichts über die Köpfe seiner Untergebenen hinweg. Das sieht aus der Ferne so aus. Er sperrt nur seinen Mund weit auf. Der königliche Papst ringt nach Sauerstoff! Nach Luft! – Die aber der abgewürgte Kehlkopf nicht durchlässt. Es ist kein Schrei also, es ist ein Ringen nach Luft. Im kreisenden Strom des Unausgesprochenen. Deswegen hat der Mann seinen Mund aufgerissen. Er ist am Kehlkopf zugeschnürt.

Zeichen

Das Arrangement mit der Müdigkeit

Hinein und Tür zu! Der Hund springt herauf, flippt total aus, wenn ich heimkomme.

»Schau, wie er sich freut!«, sagt Stefanie immer.

Am besten, ich gehe sofort mit ihm Gassi, bevor noch die Diskussion ausbricht, wer mit ihm geht, ich will das hinter mich bringen und dann meine Ruhe haben! So stelle ich meine Tasche ins Arbeitszimmer neben meinen Schreibtisch mit den Stapeln ungelesener Zeitungen, der einer Ablage in einem düsteren Lagerhaus gleicht. Widerwillig, um diesen Punkt abzuhaken, trotte ich dem lästigen Hund nach, der alle paar Minuten, sobald er von der Leine ist, irgendwohin rennt, einen Strauch, der in der Ferne wackelt, für einen Feind oder einen Spielkameraden hält und laut bellend davonrast. Ich hasse es, diesem verrückten Vieh nachzurennen. Und so wird es auch sicher heute wieder sein. Endlich zurück an der Haustüre. Ich bin durch tiefen Schnee gestapft und klopfe die Schneereste von den Schuhsohlen. Hinein und Tür zu! Schuhe ausziehen. Straßengewand runter. Rein in die bequeme Kluft. Die blaue Trainingshose, die mir meine Schwestern vor Jahren zu Weihnachten geschenkt haben und die ich seither beinahe an jedem freien Tag anziehe. Und das weiche, blaue langärmelige Baumwoll-T-Shirt. Alles andere geht dann wie von selbst: Ich werfe mich aufs Sofa, schalte den Fernseher an, während ich im Wochenprogramm nach Filmen suche. Wir sind verkabelt, und die Auswahl ist groß. Wenn ich nicht gleich was Spannendes finde, dann surfe ich eben. Auf dem weißen Ledersofa. Bequem ist das. Und müde bin ich. Das steht mir zu. Meine Ruhe! Und mein Bier. Oder zwei. Wieso auch nicht? Ohne viel nachzudenken, hole ich mir eine gute, kalte Flasche. Unlängst habe ich sogar 17 Flaschen Bier gewonnen! Weil wir 17 Flaschen zu Hause stehen hatten, wurde diese Anzahl verdoppelt – eine Marketing-Aktion. Im Seitentürfach des Kühlschranks steht eine Flasche Obstler – aus Kärnten! Ein Schluck aus der Heimat! Wieso auch nicht? Brennt so würzig hinunter und entspannt. Einen Doppelten oder zwei. Ein »Menü« sozusagen. Zum Bier dazu. Ein selbst zusammengestelltes Bock-Bier. Dem Doc sein täglicher Weihnachtsbock! So gestärkt, lasse ich mich aufs weiße Sofa nieder. Stefanie ist so nett und kocht was. Wir gehen heute nicht weg. Ich weiß, sie würde lieber öfter weggehen als ich; meistens habe ich keine Lust. Bin froh, wenn ich nichts sehe und nichts höre. Habe genug Wirbel gesehen und gehört in den letzten Tagen und Nächten. Aus! Schluss! Vor Ermattung ist keine Seh- und Hörkraft mehr übrig, mein Wahrnehmungsvermögen geschrumpft. Irgendwann muss man ja auftanken. Und während ich mich in meiner blauen, abgewetzten Trainingshose und dem 100%-Baumwoll-T-Shirt auf das bequeme Sofa niederlasse, mein Bier in der einen, meinen Schnaps in der anderen Hand, rede ich mir in Gedanken zu, wie sehr mir die Pause zusteht, und lasse mich hineinsinken in die Versenkung, und wenn ich nicht gleich einen Film finde, dann zappe ich halt, bis einer kommt. War ich vorhin noch müde und lustlos, so bin ich jetzt, eine Stunde später, noch müder, versunkener als vorhin, und Nacht ist schon längst im Winter. Das schmackhafte Essen, zu dem ich mir auch einen guten Wein gönne, gibt mir den Rest und lässt mich bald alle viere von mir strecken.

Spätnachts schrecke ich vor dem Fernseher aus dem Schlaf, taumle schlaftrunken in Richtung Bett und lasse mich hineinfallen, schwer. Schnell ist das Wochenende vergangen. Morgen Dienst. Ich sehne mich schon danach, wieder in meine blaue Trainingshose zu schlüpfen und in mein blaues, kuscheliges Baumwoll-T-Shirt. Schließlich will ich mir meine verdiente Ruhe gönnen. Ah! Stefanie legt sich auch nieder. Licht aus. Ob es heute noch was spielt?

»Er ist nicht mehr ansprechbar!«, sagt Dr. Hauser, »wir müssen intubieren, sonst aspiriert[65] er noch!«

Die Nachtdienstschwestern haben gerade ihren Dienst angetreten, für die Intubation ist alles vorbereitet. Ein 42-jähriger Mann, Herr Konrad Söllner, ist an einer akuten Hepatitis erkrankt, die in ein fulminantes[66] Leberversagen kulminiert. Herr Söllner musste heute Nachmittag wegen zunehmender Bewusstseinstrübung auf die Intensivstation übernommen werden. So wie sich die letzten Stunden entwickelt haben, braucht der Patient eine Lebertransplantation, der Transplantbeauftragte[67] wurde verständigt. Im Falle einer Lebertransplantation ist ein ganzes Transplant-Team involviert: Die Vorbereitung des Patienten, die Prüfung der Organkompatibilität[68], die Entnahme des Spenderorgans – meist Hunderte Kilometer vom Empfänger entfernt, irgendwo in Europa –, der Organtransport ins Transplantationszentrum. Ein hoher Anspruch an Kooperation und Kommunikation unterschiedlicher Fachdisziplinen. Dr. Dieter Hauser hat soeben mit der Familie gesprochen, gleich nach der Intubation und dem Anhängen der gering dosierten Opiatinfusion. Dr. Hauser nimmt sich Zeit für Angehörige. Seit zwei Jahren ist der mittelgroße, gertenschlanke, eigentlich dünne junge Mann mit kurzen blonden Haaren Facharzt für Innere Medizin. Seit vier Jahren schon gehört er zum Team der Intensivstation, arbeitet fleißig und gewissenhaft an klinischen Forschungsprojekten, und seit sechs Monaten ist er in den Oberarztdienst der Intensivstation integriert. Der blonde junge Mann mit seinen spartanisch anmutenden Gesichtszügen wirkt meist ernst und in sich gekehrt, was ihm nicht selten als Unfreundlichkeit ausgelegt wurde. Dieter Hauser arbeitet ruhig, konsequent und genau. Er hat die Gabe, komplizierte Zusammenhänge einfach zu erklären, einem Mann auf der Straße genauso wie einem englischsprachigen Gastprofessor aus Neuseeland oder von woher auch immer. Dieter hasst Geschwätzigkeit. Geduld und Zeit bringt er stattdessen für das Gespräch mit den Angehörigen auf und den Patienten selbst, sofern sie bei Bewusstsein sind. Und er hat einen Riecher für gruppendynamische Klimaschwankungen. Ob sich Aggression zusammenbraut, subtiles Mobbing herrscht, ob Unsicherheit Platz greift oder das Harren auf Auskunft jede andere Regung lähmt – Dieter Hauser nimmt die Schwingungen wahr und geht auf die Menschen ein. Weil er einfühlsam ist, ist er auch beliebt. Dennoch wirkt er scheu, und bei heftigen Diskussionen zieht er sich lieber zurück, auch wenn er etwas zu sagen hätte oder kompetenter als die anderen ist – diejenigen, die laut schreien. Seine Stärke liegt im Wissen und in seinem Sensorium, mit dem er Gefühlsströme erfasst, Konflikte früh erkennt und oft entschärfen kann. Gewalt, Lärm und offene Konfrontation scheut er. Er arbeitet mit seinen eigenen Methoden: Wissen, Gespür, Präzision und Flinkheit.

»Sie werden Ihren Weg schon machen, auch mitten im Rudel der Neidgenossen an der Uni-Klinik!«, hat ihm während seiner Turnusarztzeit ein Oberarzt attestiert. »Sie werden sich durchsetzen, nicht mit Ellbogentechnik, nein, das sind nicht Sie, Hauser! Sie sind weder ein Schwergewichtsboxer noch ein Rambo. Sie sind ein Torero!«

Dr. Hauser hat den Lebertransplantationschirurgen im OP erreicht. Er operiert noch, hat aber seinen Besuch zugesagt, sobald die Operation beendet ist. Hauser ist erleichtert, er teilt jeden wichtigen Schritt der Diagnostik und Therapie der wartenden Familie mit: Frau Söllner mit ihren beiden Töchtern, 12 und 14, die links und rechts von ihrer Mutter sitzen und ihren Arm umfassen, und ihrem Schwager, Herrn Söllners Bruder. Dr. Hauser erklärt ihnen, er müsse einen Dialysekatheter setzen, den Herr Söllner im Fall der Transplantation braucht, einen Arterienkatheter, müsse den Patienten untersuchen, vor allem den neurologischen Status in regelmäßigen Abständen erheben, und er habe eine Kollegin verständigt für die Gehirnstrommessung, die wichtigste Untersuchung beim akuten Leberversagen und vollkommen nicht-invasiv.

»Bitte, warten Sie eine Weile hier draußen oder kommen Sie etwa in einer Stunde wieder, dann können Sie zu ihm hinein!«

»Wir warten hier!«, sagt Frau Söllner. Die Familie setzt sich auf die weißen Plastikstühle, die draußen auf dem Gang bei der Eingangstür zur Intensivstation aufgestellt sind.

Dieter Hauser macht sich an die Arbeit. Er weiß genau, was zu tun ist. Er hat gemeinsam mit seinen Kollegen und Mitarbeiterinnen vom Pflegepersonal schon vor zwei Jahren aus der Literatur Richtlinien für die Diagnostik und Therapie des Fulminanten Leberversagens exzerpiert und übersichtlich zusammengestellt. Zumindest einmal im Jahr werden die Richtlinien up to date gebracht. Nach diesem Konzept geht er jetzt vor.

Diplomschwester Karin und Kursschwester Manuela

haben für das Katheterstechen alles vorbereitet: ein fahrbares Tischchen, bedeckt mit einem dunkelgrünen sterilen Tuch, darauf leere Spritzen, Kochsalzlösung in einer kleinen metallenen Schüssel, der noch in Plastik verpackte Dialysekatheter, mit in Desinfektionsmittel von oranger Farbe getränkte Tupfer. Der Geruch steigt einem scharf in die Nase. Das Lokalanästhetikum liegt auf einem separaten Kästchen bereit. Dr. Hauser hat sich steril umgezogen. Er will gerade seine Hand mit Schwung in den zweiten sterilen Handschuh schieben, da lässt schallendes Gelächter vom Gang her das Intensivteam, alle schon in ihren sterilen Gewändern, abrupt innehalten. Hauser steckt den Kopf zur Tür hinaus und schaut den Mittelgang hinunter. Die Eingangstüre zur Intensivstation springt auf, und vier Gestalten in weißen Mänteln betreten die Station, noch immer laut lachend: zwei große im Vordergrund, zwei kleinere hintendrein. Hauser schüttelt abwehrend den Kopf. Gleich um die Ecke sitzt wartend die Familie Söllner.

Die vier betreten das Krankenzimmer Söllners.

»Lassen Sie sich nicht stören, Herr Kollege!«, sagt der eine in Richtung Dieter Hauser, während er sich eine Träne aus dem Auge wischt und um Atem ringt. Professor Lothar Kluge ist Leberspezialist. »Wir haben von dem Patienten gehört und uns gedacht, wir schauen gleich beide«, er deutet auf seinen Professorenkollegen Dr. Theobald Fröhlich, »zu einem Konsilium vorbei!«

Die beiden anderen Besucher im weißen Mantel stehen hinter den Professoren still.

»Tun Sie ruhig Ihre Arbeit!«, fährt Professor Kluge fort. »Den Neurochirurgen haben Sie schon angerufen wegen der Hirndrucksonde? – Nein?! Na, unbedingt, junger Kollege, vorher brauchen Sie gar nicht an Ihrem Patienten herumzufummeln! Hören Sie, wer sind Sie überhaupt, hinter der Maske erkennt man ja keinen mehr hier im Haus!«

»Dieter Hauser.«

»Mag ja sein. Also, Neurochirurg muss her!«

Hauser hält die Spritze vor sich hoch, in die er gerade das Lokalanästhetikum aufgezogen hat; er fokussiert seinen Blick auf die scharf geschliffene Nadel mit dem grünen Ansatz und spritzt langsam die Luft heraus. Im Hintergrund der Nadel sieht er verschwommen den Professor Kluge.

»Passt er in die Studie?«, fragt Kluge seinen Kollegen Fröhlich, während Hauser sich vorbeugt und dem Patienten das Xylocain injiziert.

»Sicher!«, erwidert sofort der Infektionsspezialist Theobald Fröhlich, »ich komme soeben aus San Francisco zurück, dort war ein Symposion, ich sag Ihnen, Kluge, hätte man dort eine Bombe hineingeschmissen, alle Gyrasehemmerspezialisten auf dem Erdball wären ausgerottet! Ha! Ha! Ha!!«

Den Leberspezialisten schüttelt es wieder vor Lachen, er zieht seine Mundwinkel nach unten, wischt sich eine weitere Träne aus den Augen.

Der Infektionsspezialist Professor Theobald Fröhlich, ein mittelgroßer, ziemlich übergewichtiger Mann, trägt immer Krawatte. Er hat eine markante Stirn- und Scheitelglatze, nur ein paar dünne lange Haarsträhnen seines noch dunklen Haupthaares hat er von links oberhalb des Ohres über seine Scheitelglatze nach rechts gekämmt. Glatt kleben die Haare auf seiner spiegelnden Glatze. Bei jeder Gefühlsregung verzieht Fröhlich sein Gesicht zu einem Lachen, so als könne seine Mimik nur eine einzige emotionale Grundhaltung ausdrücken: die Mundwinkel fahren auseinander, Ober- und Unterkieferzähne kommen zum Vorschein, eng aufeinander gepresst, und sein goldener Schneidezahn blitzt, der linke obere Zweier. Ob er sich in einem Streitgespräch ärgert, ob er einen Witz zum Lachen findet, so verzieht sich sein Gesicht. Ein Kollege erzählte, auch beim Begräbnis eines zu Tode gekommenen emeritierten Kollegen schaute Fröhlich so drein, als er der Witwe sein Beileid aussprach.

Theobald Fröhlich ist anerkannter Spezialist in der Infektiologie an der Universitätsklinik. Sein Rat wird gerne eingeholt, auch wenn der Mann nicht immer leicht zu behandeln ist. Ein Hund, der viel bellt, aber selten beißt. Fröhlich schätzt soliden intelligenten Widerstand, nimmt selbst kein Blatt vor den Mund, verfehlt auf diese Weise aber oft den Ton und hat schon so manchen Kollegen, Patienten oder Angehörigen zur Verzweiflung getrieben und in Tränen ausbrechen lassen. Seine Vorlesungen sind dennoch so gut besucht, dass die meisten eitlen Universitätslehrer angesichts des überquellenden Hörsaales der Neid frisst. Englisch spricht er schlecht, wie er sagt, und er könne auch nur mit Anstrengung wissenschaftliche Arbeiten formulieren, aber ausrechnen könne er alles. Sein junger schmächtiger Adlatus hat das Haar wie der Professor glatt niedergekämmt, von vorne nach hinten, mit Gel. Er sagt nie etwas, taucht aber manchmal auf der Intensivstation auf, um den Patienten für eine große Multicenterstudie Blut abzunehmen. Er redet dabei kaum ein Wort, stellt sich auch nicht vor. Das Intensivteam kennt nicht einmal seinen Namen. »Hat der Angst oder was?«, wird manchmal gefragt. Bei unseren Schwestern und Pflegern ist er jedenfalls nicht sehr beliebt, nein, sie mögen ihn nicht.

»Also, er kommt in die Studie, ja!«, ruft Professor Kluge dem Dr. Hauser zu, der soeben die Vena jugularis interna[69] rechts punktiert und sich zu konzentrieren versucht.

»Die junge, hübsche Frau Doktor hier wird Ihnen sagen, welche Blutröhrchen Sie abnehmen sollen, Kollege ... Wie war noch einmal Ihr Name?«

Dieter Hauser blickt nur einmal kurz auf, richtet sich empor, atmet tief durch, man hört die Luft pfauchen, die von seinen roten Wangen ausgepresst wird.

»Waren Sie denn auch in Napa Valley? Ein Muss für mich, immer wenn ich in Kalifornien bin. Müssen Sie das nächste Mal unbedingt hin, Fröhlich! Der herrliche Wein!«

Frau Söllner öffnet zaghaft die Eingangstür zur Intensivstation und wirft einen Blick herein.

»Die Familie will wissen, ob es etwas Neues gibt, weil so viele Ärzte gekommen sind«, wendet sich Kursschwester Manuela erklärend an Dr. Hauser.

»Bitte, sagen Sie ihnen, das sind Spezialisten, ein Konsilium. Ich rede mit den Söllners, sobald der Dialysekatheter sitzt«, raunt Hauser der Schwester zu, die sich daraufhin nach draußen entfernt, während die Konsiliarärzte ihre Unterhaltung ungerührt fortführen.

»Der gehört sowieso schnellstens auf die Liste[70], HU[71]-gemeldet!«, sagt Kluge eben zu Fröhlich. Die junge blonde Ärztin haftet mit ihrem Blick an seinen Lippen und nickt immer wieder, wenn er spricht.

... »Die Erstautorschaft, Fröhlich? Ha, ha ha! Nein, die

brauche ich nicht. Ich bin schon auspubliziert, wissen Sie! Das können Ihre Jungforscher haben!«, lacht Kluge jetzt wieder laut und herzlich. Er ist ein schlanker, sportlich wirkender Mann mit kurzem krausem, schwarzem Haar. Sein Gesicht ist immer braun gebrannt, auch jetzt im Januar. Heute trägt er unter dem weißen Mantel ein weißes Hemd mit rot-blau gestreifter Krawatte, wie ein Dress-Man. Er schaffte es schon mehrmals auf die Ranking-Listen der Boulevardblätter unter die hundert oder fünfhundert besten Ärzte des Landes, oft mit Foto. Er leitet eine große Abteilung. Seine Stimme ist hell und scharf. Beim heftigen Lachen pflegt er leicht zu hecheln und zu schlürfen. Wenn man ihn des Morgens auf dem Gang oder in der Eingangshalle trifft, trägt er stets ausgesucht elegante Zivilkleidung, die sich bei seiner schlanken Erscheinung gut macht. Er geht stumm einher, wiegend, seine dünne Aktentasche aus dunkelbraunem Leder pendelt im Rhythmus der Schritte. Oder man sieht ihn einen Koffer durch den Gang rollen, um dessen Griff noch der Gepäckstreifen der Fluglinie klebt, eine Kongresstasche umgehängt, auch dann wieder in feinem Gewand und Krawatte. Kommt ihm ein Professorenkollege entgegen, der Herr Direktor zum Beispiel oder ein anderer Prominenter, werden Blick und Haltung schlagartig konziliant, er schaut auf und eilt laut grüßend auf ihn oder sie zu. Meist aber geht er stumm weiter und erwidert selten einen Gruß.

... »Ach ja! Und fahren Sie mit ihm ins CT[72]! Wegen des Hirndrucks!« Die Ärztin nickt. Hauser fährt hoch: »Aber wir messen die Evozierten Potenziale, und aus Publikationen weiß man, dass ...«

»Hören Sie: CT, Neurochirurg, Antibiotikaumstellung

laut Fröhlich! Können Sie überhaupt stechen? Wie lange brauchen Sie noch dafür? Wie lange sind Sie denn schon Intensivmediziner, Kollege?«

Hauser kocht.

»Natürlich kann er das! Ich kenne Hauser«, unterbricht Theobald Fröhlich die Tirade, »Kollege Hauser ist ein tüchtiger Mann!«

»Geht's? Haben Sie das Gefäß getroffen?«, auch die beiden Jungen strecken nun ihre Hälse vor und blicken auf Hausers Arbeitsfeld.

»Hören Sie, können Sie alle bitte draußen weiterreden, bis ich hier fertig bin!«, platzt es jetzt aus Hauser heraus, obwohl seine Stimme immer noch leise klingt.

Die Konsiliarärzte verlassen auch wirklich den Raum und stellen sich zum Gangfenster, um von dort aus durch die Verglasung hineinzuschauen. Hauser sieht Arme sich verschränken, Zeigefinger zeigen, Hände deuten, kommentierendes, argumentierendes Gestikulieren. Hauser schüttelt den Kopf, und sein Oberkörper fängt an zu beben wie im leichten Schüttelfrost.

»Am liebsten würde ich sie allesamt hinauswerfen«, zischt er leise zu Schwester Karin, die ihm assistiert. Er hat Probleme, den Führungsdraht durch den Nadelschaft ins Blutgefäß hineinzukriegen. Schon das Einfädeln des schwingenden dünnen Drahtes durch den Nadelansatz war schwierig genug, weil seine Hände zitterten, und jetzt lässt sich der Draht nicht vorschieben. Die Konsiliarärzte sind mittlerweile wieder näher an ihn herangerückt. Kluge erzählt hörbar von einem Tennismatch, an dem er gestern teilgenommen hat. Die junge Ärztin öffnet den Mund immer weiter, während sie zu Kluge aufschaut und ihm gespannt zuhört.

»Er spielt ja recht gut, wissen Sie, aber ... konditionell habe ich ihn im dritten Satz fertig gemacht, den Herrn Minister!« Aus dem weit offenen Mund der jungen Frau kommt noch immer kein Laut. Erst als jetzt beide Professoren laut auflachen, fällt auch sie ein, hält sich die Hand vor den Mund, geht leicht in die Knie und wippt mit ihrem Oberkörper vor Heiterkeit.

Hauser steht der Schweiß auf der Stirn, aber er hat es geschafft, mit Schwester Karins Hilfe und ruhigem Zuspruch – der Katheter ist platziert.

»Röntgen!«, ruft Hauser, streckt sich – große Schweißflecke prangen unter seinen Achseln, zwischen seinen Schulterblättern und die Wirbelsäule entlang.

»Also, ich lasse ihn auf die Liste setzen, und Sie kümmern sich um alles!«, sagt Kluge zu Hauser. »CT, Neurochirurg, Antibiotika, wie gesagt, Katheterstechen – ach ja – und schwemmen Sie ihn auch ein![73]«, Professor Kluge winkt mit Zeigefinger und Unterarm. »Die liebe Frau Doktor hier wird Ihnen die Blutabnahmen für jetzt und für morgen früh ansagen! – Was? Sie haben die Röhrchen schon beschriftet, Frau Kollegin? Vorbildlich!« Kluge klopft der jungen blonden Ärztin mit der Hand leicht auf die Schulter.

»Na, da hat man gut lachen mit solchen Mitarbeitern, nicht, Fröhlich!«

Theobald Fröhlich zeigt seine Zahnreihen und nickt heftig. Die Konsiliarärzte verlassen die Station, vorbei an den Wartenden. Professor Theobald Fröhlich geht gerade an Frau Söllner vorüber, die sich erhebt. Fröhlichs Mundwinkel verschieben sich breit zur Seite, seine Zähne erscheinen, als ob er lachen würde.

»Ja, ja, ja!«, tönt es im Stakkato aus dem breiten Mund.

»Der Kollege spricht dann mit Ihnen!«

Und sie gehen weiter. Dr. Hauser kommt zur Familie Söllner. In einiger Entfernung, auf dem Gang, noch einmal ein lautes Lachen, das jetzt, so spät am Abend, in dem stillen Haus in Hausers Ohren noch dröhnender widerhallt.

Ein Uhr früh. Hauser sitzt, über den Schreibtisch gebeugt, im Ärztezimmer. Er hat kurz zuvor ein Schädel-CT organisiert, das er soeben wieder absagen musste. Zu rapide ist der Kreislaufverfall des Patienten Konrad Söllner. Eine junge Kollegin Hausers kommt von einer Geburtstagsfeier, in ihrer Freizeit. Sie ist immer erreichbar für die Messung der Evozierten Potenziale, sie beherrscht diese Methode so gut wie keiner hier. Der Befund zeigt das volle Ausmaß der bei akutem Leberversagen gefürchteten Komplikation: das Fehlen aller relevanten Peaks, Zeichen eines massiven Gehirnschadens durch Gehirnschwellung. Auch wenn sofort ein Spenderorgan zur Verfügung stünde, es wäre zu spät. Konrad Söllner ist nicht zu retten. Dr. Dieter Hauser greift zum Telefon. Muss die Transplantation absagen. Ruft die Familie an. Sie sind vor drei Stunden, nach einem langen Gespräch mit Hauser, heimgegangen, voller Hoffnung auf »die neue Leber«. Seelsorger wollen sie keinen. Die Kinder haben sie schlafen lassen, die Tante ist bei ihnen daheim. Sie kommen sofort ins Krankenhaus. Hauser steht mit der Frau und dem Bruder beim Sterbenden.

Verstorben um 4:05 Uhr. Der Tod festgestellt von Dr. Dieter Hauser; Unterschrift auf der blassgelben Karte, die mit dem kurzen, durch eine Öse gefädelten Strick auf die

Großzehe des Leichnams gebunden wird. Hauser füllt die Obduktionsanweisung aus, diktiert die Epikrise. Frau Söllner kann sich lange nicht trennen von ihrem verstorbenen Mann. Gestern Nachmittag noch hat sie mit ihm gesprochen, ganz normal, wie ihr scheint. »Wie soll ich das den Kindern beibringen?«, fragt sie.

Ihr Schwager führt sie jetzt aus dem Zimmer.

»Es tut mir sehr Leid!«, sagt Hauser leise, »uns allen!«

»Danke Ihnen für alles!« Der Schwager reicht Hauser die Hand, legt seine linke Hand auf Hausers Schulter. Hauser zuckt zusammen, die Tränen steigen ihm auf. Schnell verabschiedet er sich von den Söllners.

8:15 Uhr. Die Familie Söllner holt die Sachen ab. Die Kleider und Schuhe des Toten sind in einen schwarzen Plastiksack gepackt.

»Grüß Gott! Guten Morgen!«, klingt eine beschwingte Stimme durch die Tür des Schwesternzimmers. Die junge blonde Ärztin ist da, um beim Patienten Söllner Blut abzunehmen, für die Studie. »Wo ist er?«, fragt sie.

9:30 Uhr. Mit angehobenem Kinn schreitet Professor Lothar Kluge durch die Eingangshalle. Heute im anthrazitfarbenen Anzug. Seine dünne Aktentasche pendelt. Plötzlich reißt er seinen Arm nach vorne, streckt die Hand aus, schlägt die Füße zusammen, dass die Schuhe aufeinander knallen. Sein Gesicht wird offen und er lacht. Der große stattliche Herr, auf den er zugeht, den er freundlich begrüßt und dem er heftig die Hand schüttelt, trägt auch einen Anzug und eine Fliege. Eifrig aufeinander einredend, verschwinden sie im Inneren der Universitätsklinik.

Zur selben Zeit sitzt Dieter Hauser im Café über der Hauptstraße. Er hat jetzt frei. Will aber noch nicht nach Hause. Sein Kopf ist leicht gebeugt und sinkt ihm immer wieder langsam auf die Brust, dann durchzuckt es ihn, und er richtet sich wieder auf. Er fährt mit seinen Handrücken über die unrasierten Wangen. Dann legt er den Kopf in die aufgestützten Hände und starrt auf den Tisch. Das Bierglas vor ihm ist halb leer.

Stickig staut sich die Luft jetzt um 9:30 Uhr im dichten Menschengetümmel vor den Ambulanzschaltern und in den Wartezonen. Ein dicker Januar-Schneeregen überzieht seit ein paar Stunden die Stadt. Die nassen Schmutzspuren auf dem Boden und die feuchte Kleidung der vielen Menschen lassen einen warmen, unangenehmen Dunst aufsteigen. Telefone klingeln im Stimmengewirr. Die junge Frau an einem der Schalter tippt flink Daten in einen Computer.

»Nehmen Sie in der gelben Wartezone Platz!«, sagt sie zu dem kleinen alten Mann und schiebt ihm Zettel mit Klebeetiketten durch den Schlitz im Fenster der gläsernen Trennwand.

Geschwind nimmt der alte Herr die Zettel, beeilt sich, den Packen zerknitterter Befunde wieder an sich zu nehmen, die er auf dem Brett neben dem Schalter abgelegt hat, greift nach seinem Stock. Zu viele Papiere! Unruhig schlenkert er zur Seite, denn die Warteschlange drängt. Die Papiere in der einen, den Stock in der anderen Hand, steht er da, schaut durch die beschlagenen Brillengläser und durch den Raum, auf die Wände. Suchend.

Eine junge Frau im weißen Mantel, die aus einem Zimmer herauseilt, huscht an dem Mann vorbei, macht kehrt, wendet sich ihm zu. Sie redet mit ihm, zeigt auf die weißen Plastiksitze einige Meter weiter, nimmt ihm die Papiere ab, stützt ihn am Arm, begleitet ihn dorthin. Alle Stühle besetzt.

Eine Frau bietet ihren Platz an. Der alte Herr setzt sich. Links neben ihm wippt ein junger Bursche heftig mit dem

Knie, stützt sein Kinn in die Hand, rechts schüttelt einer den Kopf hin und her, starrt zu Boden, dann auf seine Armbanduhr – murrt Unverständliches. Ein junges Mädchen, an die Wand gelehnt, schmatzt an einem Kaugummi, zieht rasch ihre Schultasche zurück – eine alte Frau wird vorbeigeführt, in Nachthemd und Betttuch gepackt.

»Vorsicht!«

Die Menschen drängen zusammen, um den Weg freizumachen.

In der Arbeitskanzel hinter den Schaltern herrscht emsiger Betrieb, vier oder fünf Angestellte schwirren hin und her, haben alle Hände voll zu tun mit Datenaufnahmen der neuen Patienten, dem Bedienen der Computer, Abfertigen der Telefonanrufe, Ausdrucken, Ordnen, Zuteilen. Mitten durch die Arbeitenden schwingt sich, in ihren Händen Ambulanzmappen hoch in die Luft streckend, eine kleine rundliche Frau, auch im weißen Mantel. Kurzes, braun gefärbtes Haar, dicke, faltige Backen auf einem gedrungenen Hals.

Schwester Beate ist sechzig, die gute Seele der Ambulanz. Seit zwölf Jahren ist sie schon hier, sie kennt jedes Rädchen im Ambulanzbetrieb, in dem mehrere internistische Spezialdisziplinen untergebracht sind. Und immer guten Mutes. Auch im wildesten Durcheinander hat noch keiner erlebt, dass sie jemanden angeschrien hätte. Ihr Blick ist freundlich, und sie weiß oft Rat. Sie schätzt guten Kaffee, isst für ihr Leben gern Kuchen und raucht lange, dünne Zigaretten, auf deren Filter dann der rote Abdruck ihres Lippenstifts zu sehen ist. Hie und da lässt sie sich eine neue Mäsche in ihr Haar ziehen oder wählt sich eine andere Haarfarbe aus und vor kurzem, nach den Weihnachtsferien, kam sie stolz mit einem gepiercten Nasenflügel. Sie freut sich, wenn sie den winzigen silbernen Nasenring herzeigen kann, hustet und gluckst dabei. Ist sie auf der Ambulanz, ist der hektische Betrieb leichter zu ertragen, für die Ärzte, die Ambulanzschwestern und so manchen Patienten. Berta ist allein stehend, liebt Pflanzen und Tiere wie die Menschen. Für sie und Dux, ihren Schäferhund, ist die Zweizimmerwohnung am Stadtrand gerade recht, ideal auch wegen des Gartens, der zur Wohnung gehört. Ihr Freundeskreis ist groß, ihre liebsten Freundinnen kennt sie seit der Schulzeit. Obwohl sie Gemüse nicht wirklich gerne isst und ihr die Radieschen und Mohrrüben in den Beeten regelmäßig verrunzeln, freut sie sich, wenn sie sprießen, und baut sie unverdrossen an. Sie liebt die Narzissen, die im März aus dem Boden schießen, und ihre wilden Tulpen, die sie so nennt, weil sie von allem Anfang an, seit sie hier wohnt, im Frühling um den Stamm des Pflaumenbaums herum blühen. Jedes Jahr leuchten sie rot und gelb.

»Das ist eine echte Zumutung hier!«, flucht der Herr im grauen Regenmantel, der gerade von dem einen Schalter weggeschickt wurde; er hat sich falsch angestellt. Da, wo er hingehört, warten aber sieben oder acht Leute. Und die junge Frau am Schalter telefoniert, deutet mit ihrem Arm heftig auf und ab. Eine Mutter schiebt einen blauen Kinderwagen mit ihrem Baby herein, auf dem Arm trägt sie ein kleines Mädchen, dick eingepackt im roten Skianzug mit Kapuze. Sie schaut sich Hilfe suchend um, dreht sich herum, mehr und mehr Menschen kommen herein, eine Gruppe Ärzte in weißen Mänteln will durchgehen, der

Kinderwagen mit dem Baby steht offensichtlich im Weg, rasch rollt ihn die Mutter zur Seite, stößt dabei leicht den Mann im grauen Regenmantel an.

»Unverschämtheit! Passen Sie doch auf! Ein bisschen Rücksicht können Sie schon nehmen, ja!«

»Entschuldigung!«, schüttelt die Frau den Kopf und drückt ihre Lippen aufeinander. Dem kleinen Mädchen rutscht der Schnuller aus dem Mund und fällt zu Boden. Die Frau im weißen Mantel, die eifrig zwischen dem Arztraum A1 und dem Ambulanzschalter hin und her schießt, läuft hin, hebt den Schnuller auf. Die Frau mit dem Kind auf dem Arm bedankt sich.

»Nein, nein! Warten Sie, den wasche ich geschwind ab!«, sagt die Frau im weißen Mantel. Die Mutter lächelt. Die junge Frau ist Ärztin. Sie kommt mit dem sauberen Schnuller aus dem Raum A1 zurück, reicht ihn dem kleinen Mädchen, klemmt die Ambulanzmappen unter den Arm, streicht dem Kind über die blonden Locken. Ein weiches Lächeln zeigt sich in dem schmalen Gesicht der Ärztin. Das kleine Mädchen strahlt zurück.

»Ich muss wieder hinüber!«, die Ärztin zieht ihren Kopf leicht ein, winkt dem Kind zu und verschwindet dann im Arztraum A1.

Frau Doktor Katharina Sanders ist 29, in Ausbildung zur Fachärztin für Innere Medizin. Eigentlich wollte sie Kinderärztin werden, doch an dieser Abteilung war eine Stelle frei. Ihre Schwester Andrea ist 32, Vater und Mutter Mitte sechzig, beide Geschwister pflegen eine enge Verbindung zu ihren Eltern. Katharina lebt seit zwei Jahren in ihrer eigenen Wohnung. Sie braucht nur weiße Wände, Parkettböden und ein Telefon, hat sie damals ihrer Familie gesagt. Sie mag keine Möbel aus den riesigen Einrichtungshäusern. Ihre Bücher hat sie mit Bedacht auf ein Regal aus solidem Erlenholz gestellt, eine beachtliche kleine Bibliothek aus klassischer und moderner Literatur ist im Laufe der Jahre bei Katharina angewachsen. Und ihre CD-Sammlung. Ihr Vater hatte ihr die Basismöbelausstattung zur Promotion geschenkt: Bett, Schrank, Tisch, alles aus demselben naturbelassenen Holz, und den dunkelroten Lehnstuhl mit Fußhocker und Leselampe. Ihre Gemäldeposter aufzuhängen hat sie noch keine Muße gefunden, zu kostbar sind ihr die weißen, leeren Wände, um alles Mitgebrachte einfach nebeneinander aufzuhängen. Sie lässt sich dafür Zeit. Die Notenhefte liegen im Bücherregal. Wenn sie Klavier spielen will, geht sie zu ihren Eltern, sie braucht nicht unbedingt ein eigenes, sagt sie – und sie kommt selten dazu. Menschen, die in Not geraten sind, tun Katharina Sanders unendlich Leid. Sie kann nicht an jemandem vorbeigehen, der sie um etwas bittet, beim Neinsagen und Widersprechen tut sie sich schwer. Vor einigen Monaten wurde sie von ihrem Chef dieser Ambulanz zugeteilt. Hier arbeitet sie gemeinsam mit ihrem Kollegen Dr. Ralph Melder. Er ist 30 Jahre alt und schon seit seinem Studium an dieser Abteilung. Groß, breitschultrig, den Kopf immer etwas vorgeneigt, das dunkelbraune Haar glatt zurückgekämmt, eine Brille mit dicken Gläsern.

»Ich will Sie sprechen!«, hört Katharina Sanders leise und gleichmäßig von der Tür des Zimmers A1. Sie dreht sich um. Nur der Kopf schaut herein.

»Selbstverständlich, Herr Professor!«, springt Katharina auf.

»Doch nicht jetzt, natürlich! Sehen Sie nicht, wie viele

Patienten noch warten? Um 14:30 Uhr in meinem Büro.«
Der kleine schmächtige Mann ist Professor Dr. Jörg Heinz
Schauer. Nur ein dünner Belag dunkelgrauer Stoppelhaare überzieht seinen schmalen kantigen Schädel. Professor Schauer trägt immer Klinikgewand: weiße Hose,
Hemd, Arztmantel – überall das Abzeichen des Krankenhauses eingewebt. Leer hängen die weißen Kleidungs-
stücke, wenn er langsam, ohne seine Beine so recht ab-
zuwinkeln, den Gang entlangschreitet. Scharf hört man
seinen Schritt, die Schuhsohlen sind genagelt. Schauer
trägt nie Krawatte. Seine Stimme ist stets sehr leise, man
muss sich extrem konzentrieren, will man ihn verstehen –
und Schauer weiß das. Einmal am Vormittag kontrolliert
er die Ambulanz. Er öffnet die Tür, schaut grußlos herein.
Schaut, ob Frau Dr. Sanders und Herr Dr. Melder an ihren
Tischen sitzen. Dann geht er wieder. Und um Punkt
15 Uhr, bevor Professor Schauer die Klinik verlässt und in
seine Privatordination aufbricht, kontrolliert er, ob die
beiden in ihrem gemeinsamen Arbeitszimmer im Labor
auf ihrem Platz sitzen.

»Frau Doktor, ich habe die Fortschritte mit Ihrer
Klinischen Studie geprüft und bin nicht zufrieden. Die
Fallzahl der eingeschlossenen Patienten ist zu gering.
Nächste Woche kommt der Studienmonitor[74] des Pharmakonzerns. Sie haben nicht nur verabsäumt, die CRMs[75]
zu komplettieren, sie haben weniger Patienten in die Studie eingeschlossen, als ursprünglich zugesagt!«

»Aber ich habe in jedem Fall die Einschlusskriterien
herangezogen, Herr Professor, und …«

»Sie brauchen mir gar nichts zu sagen – ich kenne Ihr
Problem. Sie trödeln zu lange in der Ambulanz herum.
Oft sitzen Sie bis 14 Uhr dort oder noch länger. Schauen

Sie zu, dass Sie mit den Patienten bis 12 Uhr fertig sind, wie Melder, dann werden Sie mehr Zeit für Ihre Studie haben. Wenn Ihr Vertrag verlängert werden soll, müssen Sie schwarz auf weiß Ergebnisse vorzeigen. Ihr schönes Gesicht reicht dafür nicht. Ich werde Sie in den nächsten Wochen engmaschiger supervidieren! Zwei Mal wöchentlich berichten Sie mir über Ihre Forschungsfortschritte. Auf Wiedersehen.«

»Diese Vormittage!«, denkt sich Katharina Sanders. »So viele Menschen. Alle brauchen irgendetwas. Wieso gibt es in Österreich nicht Volunteers wie in Amerika, wo viele Zehntausende, vor allem pensionierte Menschen, freiwillig im Sozialbereich arbeiten. Selbst Clinicclowns würden hier gut tun. Aber bei uns ist montags bis freitags von acht bis zwölf die Ambulanz überschwemmt, an den Nachmittagen sind die Ambulanzen menschenleer, abends unheimlich und von Freitag Mittag bis Montag früh um acht abgesperrt!«, ärgert sie sich.

Katharina nimmt sich vor, am Vormittag schneller zu arbeiten, die Patienten rascher abzuwickeln. Viele wollen aber reden, manche sind weitschweifig, drücken sich schwer aus oder sprechen eine andere Muttersprache. Katharina will ihnen die Zeit geben, die sie brauchen. Sie hat keine Lust, sich vorschreiben zu lassen, was sie für einen Menschen tut oder nicht.

Seit einigen Tagen bohrt eine andere große Sorge in ihr: Ihr Vater ist an einer Lungenentzündung erkrankt. In seinem Fall ist das besonders kritisch. Seit der Diagnose eines Bronchialkarzinoms vor drei Jahren und einer folgenden Pneumektomie hat er nur mehr einen Lungenflügel. Eine lästige Bronchitis hat ihn schon zu Weihnachten geplagt und sich offenbar zur Lungenentzündung ausgeweitet.

Heute hat das Telefon an ihrem Arbeitsplatz geläutet und die Mutter war dran. Der Vater ist im Spital aufgenommen worden, an einer Abteilung für Innere Medizin, im Haus.

12:30 Uhr. Die Ambulanzarbeit ist abgeschlossen, Katharina drängt es zu ihrem Vater.

»Wie viele Patienten hast du denn heute geschafft?«, fragt Kollege Melder.

»Weiß nicht. 12 oder 14, glaube ich.«

»Bei mir waren es 24!«, hebt Melder die Augenbrauen und verschwindet.

15 Uhr: Schritte hallen auf dem Gang, langsam, wie ein hohles Uhrwerk.

»Frau Kollegin, wir sprechen uns morgen, um 7:30 Uhr!«

Am folgenden Morgen in Professor Schauers Büro:

»Es geht um Ihre Leistungen in der Ambulanz. Sie müssen zwischen acht und zwölf Uhr eine höhere Patientenfrequenz bewältigen. Sie lassen sich von unwichtigem Kram leicht ablenken, hinken mit der eigentlichen Arbeit hinterher, ist mir zu Ohren gekommen. Und übrigens, nur dass es wieder einmal klargestellt ist: Ich dulde keine Privatgespräche im Dienst.«

Zwei Wochen später. Morgendlicher Ambulanzstau.

»Ich muss dringend auf die Intensivstation, Berta! Mein Vater!«

»Ist ja klar, Schätzchen, geh nur!«, brummt Berta.

Man hat Dr. iur. Johann Sanders wegen heftiger Atemnot auf der Intensivstation übernommen, die einige Etagen über der Ambulanzebene liegt. Doch schon seit Tagen ist klar: Die zweite Lunge ist auch von dem Karzinom befallen. Katharina kennt den Oberarzt der Intensivstation. Er erklärt ihr den Zustand ihres Vaters.

»Mir geht es schon viel besser!«, flüstert Johann Sanders heiser, kaum hörbar neben dem Zischen des maximal aufgedrehten Sauerstoffstroms. Er hat in den letzten Wochen viel Gewicht verloren. Katharina lernt in diesen Tagen das Team kennen, Ärzte, Schwestern, Pfleger, Stationsgehilfinnen und den Psychologen. Sie hat Angst um ihren Vater. Das Betreuerteam nimmt sich Zeit für die Familie, das Einzige, was die Intensivmediziner in dieser Lage tun können.

»Wir geben ihm gering dosiert Opiate, sodass er keine Schmerzen hat oder unangenehme Empfindungen und Spannungen spürt ...«, sagt der Dienst habende Arzt.

»Ja! Keine Schmerzen soll er haben!«

»... aber wir müssen dir sagen«, setzt der Oberarzt fort, »wir dürfen ihn nicht mehr intubieren und künstlich beatmen, weißt du!«

»Ja, ich weiß«, dreht sich Katharina weg, schnäuzt sich und schluchzt. Nach einigen Minuten geht sie hinaus zu ihrer Mutter und ihrer Schwester und spricht mit ihnen.

»Wie lange noch?«, wollen alle drei wissen.

»Nach dem CT-Befund, dem Ergebnis aus der Bronchoskopie und wenn man Herrn Sanders ins Gesicht sieht – wenige Tage! Kann aber auch sehr plötzlich zu Ende gehen.«

Katharinas Pager piepst.

»Wo waren Sie um 8:15 Uhr? Ich habe Sie in der Ambulanz gesucht! Will Sie sprechen. Nein, nicht heute. Morgen, 14 Uhr«, hört sie die Flüsterstimme Schauers. Katharina macht diese Nacht kaum ein Auge zu.

»Sie haben hier einen Dienstauftrag zu erfüllen, Frau Kollegin. Verwandte besuchen können Sie auch am Nachmittag. Dafür gibt es Besuchszeit, meines Wissens«, haucht Schauer.

Kurz schaut ihm Katharina ins Gesicht. Ihre Augen sind verweint, doch ihr Blick brennt. Ohne ein Wort verlässt sie Schauers Büro.

Am 29. Januar um 4:25 Uhr stirbt Johann Sanders. Am Tag nach dem Begräbnis ist Katharina krank. Ihre Mutter teilt das im Kliniksekretariat telefonisch mit. In der zweiten Februarwoche versucht Katharina wieder zu arbeiten. Schlaff hängen ihre Arme herab, sie schleift bei jedem Schritt ihre Schuhsohlen über den Boden. Eine gelbe Ambulanzmappe gleitet ihr aus den Fingern. Rasch eilt Berta herbei, hebt sie für sie auf. Besorgt blickt sie Katharina nach. Für die Patienten braucht sie länger als sonst in diesen Tagen, doch das ist egal. Schauer hat sie von der klinischen Studie abgezogen, hat die Aufgabe übergeben, an Dr. Melder. In der zweiten Februarhälfte häufen sich Katharinas Krankenstände. Eine Freundin hat ihr unmittelbar nach dem Tod des Vaters eine Psychologin empfohlen, hat Katharina bedrängt, sie solle sie unbedingt aufsuchen, eine ganz tolle Frau, Verhaltenstherapeutin. Anfang März ist Katharina wieder krank gemeldet. Nach einer Woche fragt Schwester Berta im Sekretariat nach. Schauers Sekretärin hebt die Schultern und verneint. Keine Meldung. Nach einer zweiten Woche noch immer keine Nachricht von Katharina. Berta ist in großer Sorge. Am dritten Montag im März läutet das Telefon im Sekretariat. Am Apparat ist Andrea Sanders. –

»Katharina ist für vier Wochen krank geschrieben. Sie wird an Ihrer Abteilung auch nicht mehr arbeiten, richten Sie das bitte dem Herrn Schauer aus!«, sagt sie knapp. »Frau Dr. Sanders hat ihre schriftliche Kündigung schon per Einschreiben abgeschickt.«

Katharina Sanders hat den Rat ihrer Freundin befolgt. Oft muss sie noch weinen, wenn sie an ihren Vater denkt. Die Psychologin hat sie überzeugt, dass sie für die Gedanken und Wertmaßstäbe ihres Vorgesetzten nicht verantwortlich und auch nicht von seiner Wertschätzung abhängig ist. Sie hat ihr gezeigt: Es gibt ein Leben in anderen Denkwelten. Schon beim ersten Treffen mit der Psychologin Anfang März hat Katharina ein Aufatmen verspürt, und Entschlossenheit war in ihr wachgerufen. Sie hat sich bei den regelmäßigen Gesprächen neu kennen gelernt. Katharina sieht die Verpflichtungen klarer, die sie sich selbst gegenüber hat. Sie hat begonnen, sich nach einer anderen Stelle umzusehen, und hat Glück gehabt. Seit 1. Juni arbeitet sie in einem Gemeindespital.

»11 Stunden Supervision« – schreibt die Psychologin auf die Honorarnote.

»Ja, Supervidieren!«, muss Katharina bitter auflachen.

Es ist die Woche nach Pfingsten. Katharina hat an zwei Nachmittagen frei und ist mit Berta beim Heurigen verabredet, um 15 Uhr. Die Kastanienbäume tragen schon große, leuchtend grüne Blätter, und die Blüten der Kirschbäume duften vom Garten nebenan. Berta lacht und hustet zugleich, als ihr Katharina von den Ereignissen der letzten Wochen erzählt, und sie tätschelt ihre Hand.

»Tüchtig! Bravo, Schätzchen!«

Katharina strahlt. Aus ihrer Handtasche ragt ein dickes Taschenbuch hervor. »Der Bildverlust«, von Peter Handke.

Auf dem Gang hallen die langsamen Schritte, hohl und einsam. Nur der Kopf ragt durch den Türspalt. Melder sitzt auf seinem Platz. Der Stuhl vor dem zweiten Schreibtisch ist leer. In drei Wochen wird er nachbesetzt.

Cabin fever

Seelischer Druck, eingekesselt, bahnt sich seine Wege. Die Energieform Emotion wirkt in jedem Fall; wird sie nicht aufgefangen und genutzt, zerstört sie eben. – Ein kurzer Exkurs in die Welt der Goldsucher und Pioniere nördlich des Polarkreises Mitte des 20. Jahrhunderts.

Nach vorne gebeugt sitzt er am Tisch, den Hut ins Gesicht gezogen. Der lange Bart ist verfilzt und ungepflegt. Mit rot unterlaufenen Augen schaut sein müder Blick misstrauisch zu seinem Gegenüber. Er versucht sein Kartenblatt zu verbergen, das er in seiner linken Hand mit den klobigen, zerschundenen Fingern hält. Mit seiner rechten umklammert er ein Glas, das halb voll neben einer Reihe von leeren und umgefallenen und halb vollen Whiskyflaschen steht. In der Mitte auf der schwarzen hölzernen Tischplatte nur eine Kerze, deren fahles Licht flackert. Die beiden Männer tragen dicke Wanste und Hosen aus grobem Stoff. Ihr Gesicht, soweit man es über den Bärten sehen kann, ist aufgedunsen. In der düsteren, muffigen Stube sitzen sie, abgeschnitten von der Welt. Hunderte Meilen sind die Pioniere vorgedrungen in den Norden, auf der Suche nach neuem Land und Gold und Pelzen und Reichtum, aber vor allem suchen sie eine neue Existenz. Die Pioniere kennen und fürchten den Winter und rechnen auch mit ihm. Doch wieder hat er sie über Nacht überfallen. Jetzt hat der Winter das Land zugedeckt und sie eingeschlossen. In der Polarnacht, von November bis Februar. Nur Nacht. Kein Licht, nur das Flackern der Kerze und die stinkende Petroleumlampe. Immer dieselben Gesichter!

Keine Nachbarn. Kein Wirtshaus. Keine Kirche. Nur meterhoch Schnee und als einzige Überlebensform das Ausharren in der Stube hier. Monatelang. Bis man wieder irgendwohin gehen, sich einen Weg ins nächste Dorf bahnen kann, ohne Gefahr zu laufen, auf dem Weg zu erfrieren oder von Wölfen angefallen und aufgefressen zu werden. Nichtstun den ganzen Tag. Woche für Woche für Woche. Gerade die Schneewächten vor den Fenstern wegschaufeln jeden Morgen. Was heißt hier Morgen? Die Sonne geht monatelang nicht auf! Der Tag-Nacht-Rhythmus ist ausgelöscht. So gedämpft der Betrunkene mit den roten Augen aussieht, es bedarf nur einer kleinen Provokation oder eines fadenscheinigen Anlasses – und er springt dem anderen an die Gurgel.

Das Pioniermuseum liegt im so genannten Alaskaland, einem weiten Park am Stadtrand. Stefanie und ich haben noch einige Stunden Zeit, bevor wir von Fairbanks über den nördlichen Polarkreis nach Barrow fliegen. In der Beschreibung des Wachsfigurenkabinetts steht: Im langen Winter, in der Polarnacht, wenn die Pioniere monatelang in ihren Hütten eingesperrt und eingeschneit waren, von der Kälte in die engen Kammern gepfercht, ohne Licht, draußen nur Finsternis, da kriegten viele Pioniere im hohen Norden einen Koller, wurden aggressiv oder depressiv, drehten durch, wurden richtig krank in ihrer Isolation. In den Ländern weit nördlich des Polarkreises nennt man diese Krankheit Cabin fever.

Mit weit ausgeholtem rechtem Arm umklammert der Mann ein langes Küchenmesser mit dünner, abgewetzter Schneide. Sein Fetzengewand weht im Schwung, und er geht auf die Frau los. Mit seiner linken Hand hat er sie schon gepackt, seine Finger krallen sich in ihre Bluse und zerren an ihrer Wolljacke. Sein Gesicht ist zur Fratze erstarrt, seine blutunterlaufenen Augen bohren sich in die Frau, bevor er jeden Augenblick mit dem Messer zusticht. Furchen und Falten der Wut verzerren sein Narbengesicht, und aus seinem aufgerissenen Mund ragen faulende Zahnstummel. Die Frau hat ihren Mund auch weit offen, und über seinem Würgegriff schreit lautlos die Todesangst. Sie stützt sich mit der linken Hand auf der Tischplatte ab, auf die sie zu stürzen droht; mit der rechten umgreift sie eine Schnapsflasche, die sie schon an der Tischkante zerschlagen hat. Vom Flaschenhals tropft Blut, und tödlich blitzen die Scherben. Hat sie eine Chance? Früher oder später wird der eine den anderen umbringen.

Sein Kopf ist gespalten, und über den Augen fehlt der Schädel. Weggeschossen. Mit der eigenen doppelläufigen Flinte. Das getrocknete Blut klebt schmutzig auf den Resten seines Gesichts, das man nicht als Gesicht erkennen würde, wäre darunter nicht der mit einem Wollwanst bekleidete Rumpf zu sehen, der Arme und Beine starr von sich streckt. Das Gewehr liegt auf dem Boden. Die Extremitäten stehen vom Leichnam ab wie die vier Beine des toten Stiers, der nach dem Dolchstoß ins Gehirn von einem Pferdegespann aus der Arena geschleift wird und aus dessen offenem Mund eine gemarterte Zunge ragt.

Stefanie und ich verlassen das Pioniermuseum. Still schauen wir uns in die Augen – und gehen weg von diesem Ort, an dem es uns kalt über den Rücken rinnt. Mit sonorer Stimme steht er wieder da und lässt eine weitere

Ballade über den kleinen Marktplatz erschallen. Ein gutes Dutzend Leute, Besucher, Touristen und Einheimische, bleiben stehen. Seine Stimme füllt den ganzen Platz aus und reicht noch darüber hinaus. Ohne Mikrofon. Er spricht mit seinem ganzen Körper und erreicht die Menschen. Auf der Holztafel neben ihm steht: Poetry of Robert Service, presented by Al Sourdough. Die Gedichte stammen aus der Sagenwelt der Pionierzeit und erzählen wohl die eine oder andere wahre Begebenheit aus jenen Tagen.

Nicht mehr ein noch aus wissen. Sucht und Töten. Sich selbst und andere. Übertreiben die Wachsfiguren? Und wenn schon! Wo Gefühle weggesperrt werden, passiert Ähnliches. Auch viele Morde!

Tag 6

»… und so möchte ich, Herr Kollege, dass Sie in Zukunft die Intensivstation leiten. Was meinen Sie dazu?«

Eine seltsame Aura der Stärke erfüllt mich, der ich vor dem Schreibtisch des Klinikvorstands sitze.

»Ich meine dazu, Herr Professor, ich verdanke dieser Intensivstation viel und habe hier wichtige Jahre verbracht. Ich würde für das Team und die Station alles tun, jeden Job, vom Beidienst bis zum leitenden Oberarzt!«

Beflügelt durch die Bestellung erhebe ich mich von meinem Stuhl.

»Alles Gute!«, sagt stolz lächelnd der Klinikvorstand, und ich gehe hinaus bei der Sekretariatstüre, meiner neuen Arbeit und Verantwortung entgegen.

Seit geraumer Zeit habe ich ziemlich viele Nachtdienste, zehn bis fünfzehn im Monat. Das war 1994/95 noch üblich. Zumindest solange diese Dienstrhythmen irgendwie funktionierten, hat sie niemand hinterfragt. Ein Charakteristikum und Zeichen des Erfolgs dieser Intensivstation ist das Faktum, dass binnen zwei Jahren alle erfahrenen habilitierten Intensivmediziner des früheren Teams sich erfolgreich um ein Primariat beworben haben und in große Schwerpunktspitäler in die Bundesländer abgewandert sind. Zuletzt auch der von uns allen verehrte Professor Herbst, dem ich jetzt nachfolgen soll.

In den letzten Monaten eben hat Professor Herbst alle Hände voll zu tun gehabt in seinen zahlreichen wichtigen Funktionen und sich vor allem auf seine neue Arbeit als Primarius einer großen internen Abteilung mit einer Intensivstation vorbereitet. Seine Aufgaben sind neu, so wie die meinen auch. Aber dieses Mal hat es bei allem Hin- und Herüberlegen die Diensteinteilung nicht anders zugelassen. Ich habe einen Fünftagesdienst ausgefasst, das heißt fünf mal vierundzwanzig Stunden hintereinander. Das hat sich nie einer von uns Intensivmedizinern gewünscht. Aber seit Jahren bin ich es gewohnt, solchen Anforderungen ohne Gejammer und Gezeter zu entsprechen. Ich, der jüngste Intensivmediziner des alten Teams, bin plötzlich der Leitende und Erfahrenste in einer neuen, erst noch zu begründenden Gruppe. Ich empfinde eine Mischung aus Unsicherheit, Anspannung und wacher Zuversicht. In schwierigen Fällen, wenn es darum geht zu intubieren, einen Katheter zu setzen, einen Schockzustand zu bekämpfen, eine Therapierückzugsentscheidung zu treffen, bin ich jetzt auf dieser Station die »höchste Instanz«. Es gibt keinen Ort mehr, an den wir einen schwerstkranken Patienten weiterschicken könnten. Keinen Arzt, den ich bei schwierigen und riskanten Eingriffen zu Hilfe rufen könnte. Ich bin derjenige, den man im Ernstfall ruft. Aber ich kann niemanden mehr rufen. Wir haben alles an technischer und medikamentöser Ausrüstung und an Personalressourcen, um einen in Lebensgefahr geratenen Patienten zu behandeln. Wenn ihm oder ihr hier nicht geholfen werden kann, ist sein oder ihr Leben eben zu Ende. Konsiliariter könnte ich natürlich einen Kollegen herbeibitten, denke ich mir, als ich nach 64 Stunden Dienst um ein Uhr nachts in meinem Dienstzimmer sitze und vom vierzehnten Stock auf die Stadt blicke, aber wenn ich beim Intubieren Schwierigkeiten hätte, bliebe nur die Möglichkeit, von einer benachbarten Intensivstation Hilfe zu erbitten. Die Lichter glitzern, das münzgroß erscheinende Riesenrad gleicht einer kleinen, dünnen ovalen Neonschleife in der schwarzen Nacht. Der Donauturm, rot-gelb beleuchtet, ragt in der Ferne wie eine Stecknadel in den Himmel. Im elfenbeinernen Turm der medizinischen Möglichkeiten sitze ich, als junger Leiter einer Intensivstation, und die Gedanken fliegen hin und her, wie Vögel in einem gläsernen Käfig, getrieben von Motivation und Zuversicht, aber auch gejagt von Unsicherheit und Zweifel.

»Wird aber auch Zeit, dass wir uns wieder einmal sehen! Ich hole dich gleich morgen in der Früh ab!«, sagt Stefanie am Abend des fünften Tages seufzend ins Telefon.

»Ich freu mich schon!«, sage ich und lege den Hörer auf. Ich lehne mich zurück und schaue lange auf die Decke meines Dienstzimmers.

»Telefon, Herr Oberarzt, Doktor Hochfahrt!«

»Ah! Meine Ablöse!«

»Ich bin leider krank!«, tönt es verschnupft und heiser aus dem Telefonhörer.

»Sie hören's! Husten und Fieber. Es tut mir Leid!«

»Ja, mir auch!«, denke ich bei mir und runzle enttäuscht die Stirn. Aber krank ist krank. Kann mir ebenfalls passieren. Ein typischer Fall von Einspringen in einer Notlage.

»Um ein Uhr nachmittags können wir uns kurz auf einen Kaffee treffen, Stefanie. Dann muss ich zurück in die Klinik. Unsere Patienten sind instabil und ich will meinen jungen Kollegen nicht länger als eine halbe Stunde allein lassen!«

Mit zornigem Schwung betritt Stefanie das Cafe und setzt sich, ohne ihre Jacke abzulegen, neben mich. Ich blicke nervös auf meine Armbanduhr.

»Weißt du was, alles was recht ist, aber nach fünf Tagen! Gibt es in eurer verdammten Hütte nicht einen anderen, der bei einem Krankenstand einspringen kann?« Die dunkle Röte in Stefanies Gesicht ist bestimmt nicht allein dadurch zu erklären, dass sie in letzter Zeit viel reiten war.

»Das ist nicht so einfach. So von einer Stunde zur anderen gibt es keinen. Versteh mich bitte! Ausnahmsweise!«

»Das ist nicht die Ausnahme, das ist die Regel! Ich bin heut sowieso mit dem Jack zum Reiten verabredet. Tschüss!« Und damit schießt sie wieder aus dem Kaffeehaus hinaus.

Tag 14

»Ha, ha, ha, ha, ha!«, dröhnt ein sonores Lachen an meine Ohren, »zwei Wochen!«, und ich spüre, wie mir auf die Schultern geklopft wird. Professor Herbst hat seit langem einen mehrwöchigen Amerikaaufenthalt geplant, und Herr Dozent Hochfahrt hat seinen Resturlaub genommen, bevor er sein Primariat antritt: »Keinen Tag schenke ich der Klinik!«, hat er mir leise auf dem Gang zugeflüstert. Die erste Woche Dauerdienst war relativ ruhig. Bei den Visiten fällt mir auf, ich bin bei den Antibiotikakombinationen unsicher, und da ich mich irgendwie schäme, vor versammelter Mannschaft zu sagen: »Das weiß ich nicht. Da muss ich nachfragen!«, versetze ich mich selbst in größte Anspannung. Ich sage immer zu den Kollegen: »Rühr kein Gerät an, das du nicht kennst! Du sollst wissen, was du weißt, und das gut, und du sollst wissen, was du nicht weißt, und das ebenfalls gut. Aber ich sitze manchmal da und weiß nicht, ob ich das Beste für diesen

Patienten getan habe. Vielleicht glaubt einer, als leitender Oberarzt nicht zugeben zu dürfen, dass er etwas nicht weiß, sagt eine Stimme in mir. Blödsinn, eine andere.

»Welches Antibiotikum? Herr Oberarzt!«, reißt mich die drängende Frage einer Schwester aus meinen Gedanken. Ich gebe das Medikament, das ich für das beste halte, nehme mir vor, den Infektionsdienst im Nachhinein um Rat zu fragen.

Zwischen Tag 8 und Tag 11 verliere ich drei Patienten mit Leberversagen bei fortgeschrittener äthylisch bedingter Leberzirrhose. Drei junge Männer im Alter zwischen 32 und 45. Zwei haben Familien mit kleinen Kindern. Die sind zu betreuen. Von den Schwestern, Pflegern und mir. Waren die drei eigentlich schon verloren, bevor ich sie hier bei mir aufgenommen habe?

»Was soll ich denn jetzt mit den Kindern?«, fragt mich die weinende Frau. »Wie soll ich die Rechnungen bezahlen?«

Oder sind sie unter meinen Händen gestorben? Ich setze mich hinein ins Ärztezimmer, schließe die Türe hinter mir, betrachte meine Handflächen. Was haben diese Hände schon alles gemacht! Gurken gestopft in der Gurkenfabrik, Kanäle ausgeräumt, gemauert, geschrubbt, geliebte Frauen gestreichelt, Tausende Venflons gestochen, Hunderte Cava-Katheter, Hände geschüttelt, beim Feiern, beim Willkommenheißen, beim Verabschieden, Sterbenden die Hand gehalten. Mehr als zwei Dutzend Mal Möbel gepackt zur Übersiedlung, Schnittwunden davongetragen und Schrammen, damals, als ich als Fünfjähriger den schmächtigen Bäckerlehrling Peter bat, mich so, wie es mein bärenstarker Stiefvater immer tat, über den Bach vorm Haus zu werfen. Der Lehrling war zu schwach, und ich landete statt auf der Wiese am gegenüberliegenden Ufer im Bachbett, und die scharfen Steine schnitten schmerzhafte Wunden in meine Hände. Und sicher, manchmal verschränken sich diese Finger zum Gebet, auch heute noch und nicht nur in der Kinderzeit. In zwei Wochen geht die Serie der Echokardiographiekurse weiter, an den Wochenenden, bald reise ich zu meinem ersten Intensivkongress nach Brüssel, anschließend der Science-Writing-Kurs, das muss auch sein, denn für die Vertragsverlängerung muss ich mich in den nächsten zwei Jahren habilitieren, sonst kann ich nicht an der Klinik bleiben.

»Der Tagdienst will heimgehen!« Ich schrecke auf. »Zeit für die Abendübergabe!«, lächelt Schwester Renate durch den Türspalt herein. Der elfte Tag klingt aus, die elfte Nacht bricht an. Ich gehe langsam, wie ein auf Schwachstrom gestellter Automat, auf meinen Visitenstuhl zu, um den sich schon alle Schwestern und Pfleger versammelt haben, und starre zunächst verständnislos auf die Szenerie. Die Leute haben mir die große blaue Sauerstoffbombe neben meinen Sitz hingestellt, den dünnen, hellgrünen Sauerstoffschlauch mit der Maske angeschlossen und auf den Tisch gelegt. Schwester Renate ergreift jetzt den Drehknopf und dreht den Sauerstoffstrom auf. Das laute Zischen löst ein Gröhlen und Gelächter aus, und ich werde davon erfasst, und es schüttelt mich vor Lachen geradezu, dass mir die Tränen kommen, sodass ich mich umdrehen muss. Auf meinem Visitensitz liegt ein Dekubituspolster, ein Ring aus dickem Schaumgummi im Durchmesser von etwa 25 Zentimetern, fünf Zentimeter hoch, mit einem Loch in der Mitte, damit ich mich bei den Dauervisiten nicht wundsitze, wie sie mir erklären.

Kopfschüttelnd und mit heißem Gesicht setze ich mich. Verschwommen sehe ich rechts von mir eine große, gottlob leere Harnflasche und links eine Flasche Mineralwasser, einen Teller mit Keksen, einen Apfel und eine Orange. Ich bedanke mich gerührt und erschöpft und weniger angespannt als noch Minuten zuvor, als ich im Ärztezimmer gesessen bin und meine Hände vor mich hin gehalten habe.

»Morgen Abend kommt der Professor wieder! Dann können Sie nach Hause!«, sagt ein Pfleger am Abend des dreizehnten Tages.

Ich ziehe mir den Mantel über, trete noch einmal zum Fenster im Dienstzimmer, blicke hinaus auf die Stadt mit den tausend Lichtern. Auf dem Schreibtisch liegt ein Stapel Literatur. Die Kinderfotos. Ich gehe im Dunkeln zum Waschbecken, stehe im Dunkeln vor dem Spiegel. Meine Hand tastet zum Lichtschalter. Eine grauweiße Maske, die die Augen zusammenkneift, sehe ich im Spiegel. Rasch schalte ich das Licht wieder aus. Ich lasse meine Aktentasche neben der Türe auf dem Boden einfach stehen und gehe aus dem Zimmer. Meine Füße tragen mich zu den Aufzügen, mein Finger berührt die Taste mit dem Pfeil, der nach unten zeigt. Ich fahre hinunter und strebe dem Seitenausgang zu. Nur einen einzigen Menschen treffe ich um diese Zeit. Normalerweise hätte ich ihn freundlich gegrüßt, heute aber nicke ich nur stumm und bin schon an ihm vorbei. Die Abendluft riecht würzig und fremd, unheimlich wohlig streicht der kühle Wind über die Stirn. Ich nehme das alles wahr, aber es erreicht mich nicht. Ich steige in die Straßenbahn ein, setze mich ins überheizte, fast leere Wageninnere. Falle auf den Stuhl. Die Straßenbahn fährt an. Plötzlich beginnt mein Puls heftig höher zu schlagen, sodass ich jeden einzelnen Herzschlag bis zum Hals herauf spüre. Rasch stecke ich beide Hände in die Manteltaschen und ziehe den Kopf ein. Mein Herz schlägt wie rasend, im Kopf spüre ich mit jedem Herzschlag ein Zucken, und meine Hände in den Taschen zittern. Ich drehe meinen Kopf und blicke schielend um mich. Ein Gassenlokal zieht am Fenster vorbei, düster beleuchtet. Der Massagesalon daneben hat offen. An der nächsten Haltestelle steige ich aus und gehe zweihundert Meter zurück. Die Kälte verstärkt das Beben meines Körpers. Immerhin bebe ich. Immerhin lebe ich! Es ist auch egal.

Tag 24
»Sehr geehrter Herr Oberarzt, mit dem 1. Tag dieses Monats März betraue ich Sie offiziell mit der Leitung der Intensivstation unserer Klinik ...« Der erste Satz im Schreiben des Klinikvorstands hallt noch nach.

Die bisherigen Tage des März sind dahingerast. Insgesamt nur zehn Nachtdienste diesen Monat; an den beiden letzten Wochenenden der Echokardiographiekurs für Fortgeschrittene. Jede Einzelheit ist wichtig, jedes Fallbeispiel sagt dir: »Das erinnert dich an den Patienten sowieso, und das, was dich noch an nichts erinnert, kannst du morgen dringend brauchen!« Ich lege mich ins Zeug. Ich begreife beim Echokardiographiekurs allmählich: Ich habe immer öfter auf Grund meiner Berufserfahrung etwas Wichtiges zu sagen, das verloren ginge, würde ich nicht aufstehen und davon berichten. Nach dem verfluchten Schweigen, den verdammten Kämpfen gegen die eigenen Unzulänglichkeiten, nach den Selbstzweifeln und Gewissensbissen, dem Gefühl, nicht gut genug zu sein, wage ich die Hand zu heben und vor einem vollen Auditorium zu sagen: »Ich habe diesen Herzfehler schon einmal erlebt, ich habe ihn diagnostiziert!« oder auch: »Ich habe diesen Herzfehler damals übersehen, weil ich dies oder jenes getan oder unterlassen habe!«

Tag 20 meiner neuen Verantwortung, ein Montag. Am Nachmittag habe ich noch einen Jour fixe für mich und meine teils neuen Kollegen gehalten. Zwei davon Fachärzte, einer mit einigen Jahren Intensiverfahrung. »Meine« Oberärzte. Ich wüsste nicht, was ich alleine, ohne sie machen würde. Dreißig Dienste im Monat? Der Jour fixe umfasst Statistikdaten für die Station. Proteststimmen aus dem Pflegepersonal gegen mich als neuen Oberarzt. Vereinzelte, scheue Befürwortungsstimmen aus dem Pflegepersonal für mich als neuen Oberarzt. Außerdem befasst sich der Jour fixe nur mit organisatorischen Informationen, mit wichtigen und kritischen Fällen, bis hin zu einer noch festzulegenden regelmäßigen Fortbildung, die ich mit den Nachbarintensivstationen abstimmen will. Wie sich meine beiden Oberärzte oder gar die ganz Jungen fühlen, wenn sie zwischen Leben und Tod arbeiten, ahne ich. Doch darüber zu reden scheue ich mich.

24. März. Mein erster Intensivkongress in Brüssel hat vier Tage gedauert. Einen Packen Mitschriften habe ich gesammelt, aus 45 Vorträgen. Der ganze Stoff hat Praxisnähe, alles, was ich höre, muss ich mit nach Hause nehmen, am Tag 24 meiner Bestellung zum leitenden Oberarzt, denn das komprimierte Wissen werde ich dringend brauchen. Um teures Geld lasse ich mich vom Taxifahrer durch den Stau zum Flughafen bringen. Voll gepackt mit

Information. Mit essentiellem Material. Und voll gepackt mit Freude und Zuversicht. Ich bin hier genau an der richtigen Stelle und bin auch zu Hause, an der Klinik, an der richtigen Stelle, und ich werde vielleicht in einem Jahr selbst hier Vorträge halten. Rasch noch ein Parfum für Stefanie. Dann besteige ich das Flugzeug nach Wien.

Stefanie holt mich in Schwechat ab. Auf der Fahrt schweigt sie viel. Schweigen ist nicht Stefanie, überhaupt nicht. Stefanie ist Energie und Sonnenschein. Zu Hause angekommen, setzen wir uns ins Arbeitszimmer. Ich mich aufs Sofa, sie auf den Stuhl.

»Was ist los? Was gibt's denn? Soll ich mit dem Hund gehen!«

Stefanie hält ihren Kopf gesenkt. Dann sieht sie mich mit zusammengekniffenen Lippen an und zeigt mit dem Zeigefinger auf mich und auf sich, dann wieder auf mich und wieder auf sich. Jetzt schweige auch ich. Nach einigen Minuten sagt sie leise: »So wie in den letzten Monaten kann es nicht weitergehen. Du lässt mich an der langen Hand verhungern. Und wenn ich mit dir reden will, habe ich das Gefühl, ich renne gegen eine Wand. Ich will nicht mehr. Ich habe es satt.«

Ich beherrsche mich mühsam.

»Also, weißt du, wir streiten ständig im Kreis. Weshalb muss ich dir immer wieder erklären, dass ich nun einmal Verantwortung übernommen habe. Was wollt ihr Frauen eigentlich? Einen Mann, der Karriere macht, und einen, der immer zu Hause ist und sich gleichzeitig um den Haushalt kümmert! Mir hängen diese Streitereien zum Hals heraus!«

Nach zwei Stunden Im-Kreis-Streiten stehe ich auf.

»Weißt du, Stefanie, es tut mir Leid, ich gehe! Ich such

mir eine Wohnung, wo ich in Ruhe leben kann!« Ich schlucke, aber meine Wut hält die Tränen noch nieder.

»Bleib! Wir können dann immer noch in Ruhe etwas suchen.«

»Nein, wirklich nicht, in Ruhe? Was für eine Ruhe wäre das denn hier in dieser Wohnung? Keine Ruhe. Es gibt keine Ruhe!«

Ich nehme meine Aktentasche, die noch gepackt im Vorzimmer steht, mit Zahnbürste und Rasierzeug darin, samt dem über den Griff geklebten Fluggepäckschein. Es ist 0:15 Uhr und ich verlasse das Hochhaus. Dieselbe Tasche habe ich getragen, als ich am 16. Juni 1989 meine erste Frau und die Kinder verließ, denke ich, während ich hier nächtens in dieser niederösterreichischen Kleinstadt ein Zimmer suche. Ein hoffnungsloses Unterfangen. Diese verdammten niederösterreichischen Dörfer, regelrechte Depressionshöhlen. Wenn einer dorthin zieht, kann er sich gleich die Pistole aus der Schublade holen, denke ich.

Ich lande im Thüringer Hof in Wien. Um 1:45 Uhr früh. Der schlaftrunkene Portier torkelt aus seinem Büro, gähnt und fragt nicht viel. Die Kreditkarte ist das Wichtigste.

Am Samstag Morgen miete ich mich in der Pension Ani in der Alser Straße ein. Ich stelle das Foto meiner beiden Kinder auf den Schreibtisch. Vermeintlich wissend lächelt der Wirt, durchblättert meinen Reisepass und zeigt mir ein anderes Zimmer, ein bisschen teurer zwar, aber mit schönem, großem, französischem Bett.

»Sie können das haben, so lange Sie wollen, Herr Doktor!«

Montag früh. Morgenübergabe. Alle sind im Aufenthaltsraum versammelt.

»Ich dachte, du bist beim Science-Writing-Kurs diese Woche«, Alexander schaut verwundert. Ich nicke nur.

»Ich brauche dich und Christoph im Ärztezimmer! Jetzt gleich!«

»Das klingt aber gar nicht gut!«, sagt Alexander, während er seine Camel ausdrückt, den Rauch durch die Nase bläst und aufsteht.

»Ich muss mir eine neue Wohnung suchen. Meinen Plan umstellen. Kein Kurs! Will versuchen, das in dieser einen Woche über die Bühne zu bringen ...« Ich stocke und muss meine aufsteigenden Tränen unterdrücken. Will das Gespräch nicht in die Länge ziehen.

»Bitte, seht hier nach dem Rechten.«

»Um die Station mach dir keine Sorgen!«, sagt Alexander.

»Es geht uns ja allen so, immer wieder«, brummt Christoph. Ich will eigentlich schon raus aus dem Haus, nichts wie raus. Doch der Ordnung halber noch der Besuch beim Klinikvorstand.

»Ja, ich habe gehört, Sie haben sich spontan einen Kurztermin genommen!«, meint der überrascht.

»Muss mir eine Wohnung suchen«, teile ich ihm knapp mit. »Auf den Dienstplan wird das keinen Einfluss haben. Ich verschiebe den Science-Writing-Kurs. Meine beiden Kollegen vertreten mich diese Woche.«

»Ja, das ist selbstverständlich, dass Sie jetzt andere Prioritäten haben. Gut, dass wir das Formale geklärt haben. Aber kann ich Ihnen sonst irgendwie helfen?« Um nicht die Fassung zu verlieren, versuche ich, das Gespräch knapp zu halten.

»Das muss ich selbst lösen.«

»Also dann, alles Gute!«, sagt leise der Klinikvorstand und schüttelt mir die Hand.

Stark wie ein Bär

Montag früh. Visite auf der Hämatologischen Station.

»Ich reiß euch den Schädel runter!!«, zischt es im kleinen Zimmer mit den sechs Patientinnen. Die Assistenzärzte zucken zusammen, eine Patientin zieht im Reflex die Knie an und die Decke bis über ihre Schultern, die Oberschwester zieht die Augenbrauen hoch und die Mundwinkel nach unten.

»Meister! Du bist ja der Bettenführende hier bei Frau Londres, oder?«

Frau Londres hat einen Harnwegsinfekt bei chronisch lympatischer Leukämie; sie liegt flach in ihrem Bett, an dessen Fußende Oberarzt Dr. Urs Woldrich brüllt.

»Verdammt, Meister, wo bist du!?« Oberarzt Woldrich wird allmählich wirklich wütend. Er schwingt sich herum; mit einem Mal zuckt er, sein Gesicht verzerrt sich, er hält die linke Hand gegen seinen Oberbauch.

Nach ein paar Schrecksekunden arbeitet sich Doktor Fritz Meister rasch vom hinteren Ende des Visitenschwanzes nach vorne. Sein Herz pocht. Er ist klein gewachsen, und seine kurze Gestalt reicht gerade bis zu Woldrichs Oberarm, als er jetzt neben ihm steht.

»Doktor Meister! Vielleicht passt Meisterchen eher zu dir. Besorge mir auf der Stelle den heutigen Harnsedimentbefund! Verstanden! Und fuchtle nicht schon wieder so nervös und fahrig herum! Aus dem Weg! – Dachte es mir immer schon, du bist hier an der Klinik fehl am Platz, mein Lieber!«

Fritz Meister sputet sich. Er ist 28, kurze braune Stoppelhaare, Brillenträger. Seit sechs Monaten hat er die Assistentenstelle an der Universitätsklinik inne. Infolge der Zweitautorenschaften, die er sich während seiner letzten beiden Studienjahre an der Abteilung für Immunologie und Altersforschung erwirtschaftet hat.

»Hör zu, Meisterchen!«, hat ihm sein Vorgesetzter, Oberarzt Dr. Urs Woldrich, zu Beginn seines Vorstellungsgespräches an der Abteilung für Hämatologie und Onkologie vor einem halben Jahr gesagt: »Es gibt hier ein paar Gesetze, und eines davon heißt: Der Oberarzt sagt du, und du sagst Sie. Kapiert?«

Der junge Dr. Meister treibt den verspätet freigegebenen Harnbefund auf. Er will alles tun, um den Anforderungen zu entsprechen, die hier an ihn gestellt werden, und diesen Lapsus von heute Morgen wird er ausmerzen. Er wird sein Bestes geben. Theater und Saxophonspielen in seiner ehemaligen Band – das hat er auf Eis gelegt. Andere Prioritäten gelten jetzt. Er glaubt an die Ehre und Würde des Universitätsspitals. Seine kleine Tochter Hannah ist drei Monate alt, seine junge Frau, Doris, hat ihr Pharmaziestudium unterbrochen, wegen der Schwangerschaft. Meister wohnt mit seiner jungen Familie im Haus der Schwiegereltern am Stadtrand. Sein Schwiegervater ist Magister der Pharmazie, führt eine Apotheke im selben Bezirk, in dem sie wohnen, ein Familienbetrieb seit vier Generationen, wie er stolz sagt. Außerdem ist er Bezirksrat und Obmann des Kleingärtnervereins. Er hat im vergangenen Frühjahr seinem Schwiegersohn zwei leere, frisch gepflügte Gemüsebeete gewidmet, mit der halb im Spaß geäußerten Auflage: »Ich werde, beginnend mit 15. März, regelmäßig kontrollieren, welche Fortschritte deine Gärtnerkompetenz macht und ob du würdig bist, mein Vertrauen zu genießen!«

»Du musst dich bedanken!«, flüsterte ihm Doris damals ins Ohr, »das ist eine Auszeichnung!«

Doris ist Einzelkind. Sie verehrt und fürchtet ihren Vater. Sie sollte eigentlich in zwei Jahren die Apotheke übernehmen, doch die Schwangerschaft kam dazwischen. Hannah kam auf die Welt.

Die Kollegen auf der Station für Hämatologie und Onkologie, alles junge Ärzte, keine Frau weit und breit im Team, begrüßten den jungen Meister bei seinem Dienstantritt und lachten: »Wenn du es hier schaffst, bei Woldrich, dann schaffst du es überall!«

Meister findet die Rüge Woldrichs ungerecht; schließlich kann er nichts dafür, dass der Harnbefund so spät eingelangt ist; und er fühlt sich gedemütigt, vor all den schwer kranken Patientinnen, die er im Zimmer 3 zu betreuen hat. Meister versucht das Missgeschick vom Morgen wettzumachen. Er arbeitet hart, den ganzen Tag über, präsentiert schon bei der Mittagsbesprechung die Befunde des Sternalpunktionsausstrichs bei der neuen Patientin:

»Akute myeloische Leukämie: FAB Typ 5. Chemotherapie kann sofort begonnen werden!«, leitet er stolz an seinen Oberarzt weiter, der ihm gegenübersitzt. Der junge Arzt hofft auf Entspannung der Lage.

»Weiter! Nächster Patient!« – Woldrich ignoriert ihn und fasst mit der Hand in die rechte Seitentasche seines weißen Ärztemantels. Er holt die gelbe Pipettenspitze[76] hervor, die er immer in seiner Tasche stecken hat, legt die langen Beine auf die Tischkante, in der weißen Hose, und die Füße mit den riesigen schwarzen Schuhen. Genagelt. Er nimmt die gelbe Pipettenspitze in seine rechte Hand, spreizt die Finger der linken und beginnt, sich die schwarzen Ränder unter den Nägeln zu reinigen. Mit der gelben Pipettenspitze. Manche sagen, es ist immer ein und dieselbe, die er im Mantel mit sich herumträgt. Zwischendurch hält er die gelbe Pipettenspitze senkrecht in die Höhe und pustet mit einem kurzen Atemstoß den Schmutz weg, einfach durch die Luft.

Meister arbeitet heute bis 19 Uhr. Einkaufen kann er nicht mehr, wie es mit Doris ausgemacht war, er konnte sie nur schnell anrufen, dass es heute wieder später würde. Obwohl die Schwiegereltern zum Abendessen eingeladen sind; sie wohnen gleich im Stockwerk darüber. Doris hat alle Hände voll mit Hannah zu tun, denkt sich Fritz, doch ich muss die Spätnachmittagsbefunde abwarten, kann es nicht dem Nachtdienst überlassen, bis der Zeit hat, die Ergebnisse zu sichten und darauf zu reagieren. Noch dazu kennen die Nachtdienstkollegen die Hintergrundgeschichten meiner Patienten nicht. Um 20:15 Uhr kommt Fritz schließlich nach Hause. Die Wohnung steht leer. Doris wurde von ihren Eltern zum Abendessen eingeladen. Fritz klopft an der Wohnungstür der Eltern. Der Schwiegervater sieht ihn wortlos an, über seinen Brillenrand und über die ausgebreitete Abendzeitung hinweg.

»Soll ich das Geschirr abwaschen?«, fragt Fritz leise seine Frau. Das Baby schläft in ihrem Arm.

»Ach was!«, erwidert Doris. »Ich geh jetzt schlafen.«

»Gute Nacht, allerseits!«

Doris, Hannah und Fritz ziehen sich in ihre kleine Wohnung im ersten Stock des Hauses zurück.

Dienstag früh. Alle warten auf den Oberarzt. Doktor Urs Woldrich. Knapp zwei Meter groß, breite Schultern, früher Basketballspieler. Kurzes braunes Kraushaar, das kantige Gesicht wirkt klein auf seinem mächtigen Oberkörper. Die Oberkieferzähne sind von seiner Oberlippe verhüllt. Auch wenn er einmal lacht, weisen seine Mundwinkel seitlich nach unten, und man sieht nur die Oberränder der mittleren unteren Schneidezähne blitzen. Mannschaftsspiele liebt er über alles, vor allem Fußball. Mannschaftssinn verlangt er auch von seinem Team. Zu Fortbildungsveranstaltungen und akademischen Festanlässen müssen ihm seine Burschen auf Schritt und Tritt folgen. Er ist Anhänger des Fussballvereins Rapid; seinem jüngeren Sohn, der acht Jahre alt ist, hat er schon zweimal einen Fussball-Dress seines Vereins schneidern lassen. Jetzt kehrt Woldrich von seinem Jour fixe mit dem Klinikchef zurück. Er hält ein striktes Ritual ein: Die Morgenvisite beginnt um Punkt acht im Ärztezimmer mit der Übergabe vom Nachtdienst. Die Stationsschwester stellt ihm die braune Kaffeetasse hin, so groß wie ein Bierkrug. »Stanford University« steht in einem runden Wappen darauf. Schwarz, mit fünf Löffel Zucker will er den Kaffee. Schwester Gundl stellt die Tasse, dampfend, der Zucker bereits gut verrührt, auf die rechte obere Ecke der dunkelgrünen Schreibunterlage aus Plastik. So will es Woldrich. Nach der Befundbesprechung sagt er:

»Auf, Burschen, zu den Patienten!«

Um 9 Uhr, spätestens aber um 9:05 Uhr ist die Morgenvisite in jedem Fall beendet. Oberarzt Woldrich zieht sich kurz zurück. Um 9:15 Uhr betritt er wieder den Schwesternstützpunkt, räuspert sich, trinkt, nein säuft kaltes Wasser aus dem Wasserhahn des Waschbeckens. Dann dreht er auch das warme Wasser auf und wäscht sich die Hände. Anschließend ist Befehlsausgabe, jeden Tag. Jeder der Mitarbeiter kriegt Aufgaben, die er neben der Bettenführung für seine jeweiligen Patienten bis um 18 Uhr am Abend zu erfüllen hat: Forschung, Arztbriefe, Vorlesungsunterlagen vorbereiten, Projektplanung für die Ethikkommission ...»aber das ist für die fortgeschrittenen Burschen, da braucht Fritz Meister noch ein paar Jahre, bis er mit so etwas betraut wird!« Um 18 Uhr am Abend, bevor Oberarzt Dr. Urs Woldrich, in Zivil mit Aktentasche und in Krawatte, die Klinik verlässt, verlangt er die Tagesberichte, überprüft die Erfüllung seiner Aufträge bis ins Kleinste, bevor er heimgeht. Dienstags und donnerstags ist die Befehlsausgabe aber nicht um 9:15 Uhr, sondern erst nach dem Cheftermin, der um Punkt 9:30 Uhr angesetzt ist und eine halbe Stunde dauert. Also kurz nach zehn. So auch an diesem Dienstag: Um zehn Uhr vormittags erhalten alle ihre Anordnungen. Nur Fritz Meister erhält heute keinen Tagesbefehl. Woldrich sieht ihn nicht einmal an.

»Also, ich brauche jetzt unbedingt einen Assistenzarzt! Die alte Dame wartet schon seit zwei Stunden auf die Untersuchung und die Blutabnahme!«, ruft unwillig die junge schwarzhaarige Ambulanzschwester. Kollege Dr. Völlert kehrt gerade aus dem Speisesaal zurück, biegt um die Ecke, rülpst leise, hält sich den Handrücken vor den Mund. Wohl hört er den scharfen Ruf der Schwester, doch rasch wendet er sich um 180 Grad, dehnt mit seinen Daumen die breiten Hosenträger und verschwindet.

»Ah, Dr. Meister! Gott sei Dank!«

Dr. Fritz Meister empfindet es als Selbstverständlichkeit, die wartende alte Patientin zu untersuchen, auch wenn die Zeit drängt. Die Fortbildung beginnt pünktlich um 14 Uhr. Jetzt ist es 13:45 Uhr.

Woldrich nähert sich mit seinen Burschen dem Hörsaal. Einige Vorbeigehende grüßen verschüchtert. Jeden Dienstag und Freitag findet dort die stationseigene Fortbildung statt. Woldrich ist ein exzellenter Redner, aber dort hört er nur zu, jedes Mal kommt einer der Ärzte an die Reihe. Laut hämmert der Gleichschritt, der Klang seiner genagelten Schuhe im hohlen Gang. In Woldrichs Windschatten zu schreiten vermittelt das Gefühl der Stärke. Nur Fritz Meister ist noch nicht da. Um 14:05 Uhr durchquert er gebückt den Lichtkegel des Diaprojektors.

»Entschuldigung!«

Woldrichs Augen verengen sich zu schmalen Schlitzen. Er greift in seine rechte Manteltasche, holt die gelbe Pipettenspitze hervor, spreizt die Finger seiner linken Hand, während ein anderer junger Kollege unten im Dunkeln einen Fall präsentiert.

In der geschlossenen Gruppe geht es nach der Fortbildung zurück zur Station.

Donnerstag, 9:25 Uhr. Woldrich sitzt allein auf der kleinen, weiß lackierten Holzbank bei der Eingangstüre des Kliniksekretariats. Unter seiner mächtigen, bärenstarken Gestalt erscheint die Bank wie ein Schemel. Woldrich umgreift den vorderen Rand des Sitzbretts mit seinen riesigen Händen und wippt mit dem Oberkörper. Um seine Fingernägel erscheint ein weißer Rand. Er hüstelt und räuspert sich. Plötzlich knickt er vorne mit dem Oberkörper ein, verzerrt sein Gesicht, hält seine Hand auf seinen Oberbauch.

»Meine Hochachtung! Spectabilis!«, hört er die leise, schneidende Stimme seines Chefs, krümmt und verneigt sich, als der Dekan das Büro des Klinikvorstands verlässt.

»Also, kommen Sie, Woldrich!«

Und der mächtige, kräftige Oberarzt muss den Kopf einziehen, wenn er durch die Türe in der Plexiglaswand schreitet, die vor der weißen Doppeltüre des Chefzimmers die Arbeitskanzel der Chefsekretärin und ihrer Hilfssekretärin umgrenzt. Urs Woldrich folgt einem kleinen schmächtigen Mann, dessen weißer Mantel um die hagere Gestalt flattert. Der Klinikvorstand hat, wenn er geht, stets die Hände auf dem Rücken verschränkt. Scharf dringt sein Blick durch das dicke Brillenglas, das von einem breiten, schwarzen Rahmen gefasst ist. Der Klinikchef ist kahlköpfig, wenige schwarze, fettige Haare bilden einen sichelförmigen Haarkranz in seinem Nacken.

Der Professor weist Woldrich wortlos den niedrigen Hocker zu. Wenn Woldrich dort sitzt, ist er gleich groß wie sein Chef, der neben ihm steht. Der kleine dünne Mann geht im Kreis um Woldrich herum. Er trägt seit dem Gymnasium immer eine schmale, dunkle Krawatte, eine billige Armbanduhr mit zerschlissenem Uhrband. Attribute des Luxus sind ihm verhasst, spartanisch leben ist seine Devise. Der weiße Mantel mit den großen leeren Taschen ist ihm viel zu weit und hängt an ihm, wie alte Gewandfetzen an einer Vogelscheuche hängen. Maximale Anstrengung ist eine Selbstverständlichkeit, die er von seinen Mitarbeitern verlangt. Dafür bedankt er sich nicht, die setzt er voraus.

»Sonst schmeiße ich Sie hinaus! Es gibt genug, zehn an einer Hand, die sich um ihre Stelle reißen!«

Entweder du arbeitest wie ein Pferd, dann lasse ich dich in Ruhe, das signalisiert er, dann behältst du deine Position. Oder du fliegst. Dann spitzt er den Mund und trommelt mit seinen Fingern auf die geschürzten Lippen –

das war's dann. Man weiß: Der Klinikchef ist unzufrieden, er grollt.

»Haben Sie jetzt ihre Erstautorschaft korrigiert und an den Editor des anderen Journals geschickt?«, fragt er leise, nachdem er Woldrich und den Hocker einige Male umkreist und sich auf seinen Schreibtischstuhl gesetzt hat.

»Nein, Herr Professor, es fehlen mir noch einige neue Daten, die die Reviewer gefordert haben; ich habe meinem Burschen ... verzeihen Sie, ich meine, meinem Assistenzarzt, schon angeordnet, dass er sich daranmacht. Dann waren da die vielen Ambulanzbriefe und die Arztbriefe der Station zu schreiben und zu korrigieren, die Routinearbeit überschwemmt uns auf der Station!«

»Wollen Sie also sagen, Sie sind überfordert, Woldrich?«

»Nein, um Gottes willen, Herr Professor! Ich meinte nur ...«

»Hören Sie, Woldrich, bringen Sie das in Ordnung! Ich will, dass Sie ihre wissenschaftliche Studie endlich publizieren, und erwarte, dass die Routinearbeit als Selbstverständlichkeit erledigt wird. Es kommen immer wieder Beschwerden von den niedergelassenen Kollegen, dass die Befundberichte erst nach Wochen eintreffen. Wenn Sie selbst mit der Arbeit nicht nachkommen, delegieren Sie! Wenn Sie das auch nicht können, sind Sie vielleicht für die Stationsführung nicht geeignet.«

»Wird erledigt! Wird erledigt! Danke, Herr Professor!«

»Warten Sie, Woldrich; ich will gleich Ihre Station visitieren!«

Die beiden verlassen das Büro.

»Fünfzehn Minuten!«, sagt der Klinikvorstand zu seiner Sekretärin, die sich gemeinsam mit ihrer Hilfssekretärin rasch erhoben hat. Woldrich und der Klinikchef gehen über den Gang. Der große Woldrich, sonst stark wie ein Bär, gleitet gebückt neben dem kleinen schmächtigen Klinikchef an der Wand entlang. Auf der Station angelangt, wäscht sich der Klinikvorstand die Hände; sucht einen Abfalleimer. Mit einer Verbeugung beeilt sich Oberarzt Dr. Urs Woldrich, ihm das gebrauchte, feuchte Papierhandtuchknäuel aus der Hand zu nehmen.

»Erwarte mir am nächsten Dienstag Ihre Meldung, Woldrich. Sie haben ja das ganze Wochenende Zeit!«, hebt der Klinikchef sein Kinn, die Augen stechen durch die dicken Brillengläser hindurch, und er trommelt mit seinen Fingern auf die wulstigen, geschürzten Lippen. Dann schreitet er zurück ins Sekretariat, und sein langer, weiter Mantel weht. Die Menschen, denen er auf dem Gang begegnet, nicken zumeist, stumm grüßend, und weichen an den Rand zurück.

Montag, 9:25 Uhr. Das Ärzteteam der Hämatologie sitzt versammelt. Eigenartig, Woldrich ist noch nicht zurückgekehrt.

»Vielleicht hat er schon ein Prostataproblem!«, spottet Dr. Völlert, kaum hörbar, und dehnt die breiten Hosenträger. Woldrich erscheint. Irgendwie wirkt er heute zusammengeschrumpft. Er geht zum Waschbecken im Schwesternzimmer, trinkt, säuft tiefe Schlucke kalten Wassers. Er bewegt sich, so hat man den Eindruck, langsamer als sonst. Geht zum Fenster, öffnet beide Flügel, schaut hinaus. Hüstelt. Räuspert sich. Mit einem Packen Papierhandtücher, wischt er sich den Mund ab, während er aus dem Fenster blickt. Dann geht er zurück, dreht das warme Wasser auf, wäscht sich die Hände.

Mucksmäuschenstill. Woldrich setzt sich. Eine halbe Minute lang geschieht nichts. Dann greift er langsam, unter mehrmaligem Husten und Räuspern, in seine rechte Manteltasche. Holt die gelbe Pipettenspitze hervor, putzt sich damit die Fingernägel, verzieht seinen Mund wie in einem Krampf.

»Also, bis morgen will ich alle sieben ausständigen Arztbriefe fix und fertig haben! Meisterchen, du schreibst vier, die anderen drei je einen. Bis morgen früh. Verstanden?«

»Aber wieso ich vier?«

»Weil ich es sage!«

»Aber, ... bei der Patientin Fuchs fehlt der Aufnahmestatus, ich hatte am Aufnahmetag keine Zeit, sie wurde gleich zum Röntgen geschickt, und dann habe ich nicht mehr daran gedacht.«

»Dann holen Sie die Untersuchung gefälligst nach!«

»Aber, Herr Oberarzt, ich kann doch einen Status praesens nicht eine Woche im Nachhinein erheben!«

»Dann setzt du mir bis morgen ein Schreiben auf: Ich, Herr Dr. Meisterchen, habe am Soundsovielten bei der Patientin Fuchs keinen Aufnahmestatus erhoben; dann leite ich eben das dem Klinikvorstand weiter!«

Drei Briefe schreibt Fritz Meister noch bis spätabends in der Klinik. Den vierten, den, bei dem der Aufnahmestatus der Frau Fuchs fehlt, will er zu Hause schreiben. Doris schläft heute bei ihren Eltern, Hannah hat etwas Fieber, hat Doris am Telefon gesagt, und ihr selbst gehe es auch nicht so besonders. Fritz wäscht das Geschirr ab. Appetit hat er keinen. Er setzt sich an den Schreibtisch. Will keinen Status erfinden. Was hat so ein abgehetztes Leben für einen Sinn, fragt er sich, über den Schreibtisch geneigt. Tränen tropfen auf das leere Statusblatt. Er zerknäuelt das Blatt mit der rechten Hand, wirft sich auf sein Bett und bohrt den Kopf ins Kissen. Nach einer Weile, nachdem er sich ausgeweint hat, streift er mit seiner linken Hand, die neben dem Bettrand baumelt, einen kantigen Gegenstand unter dem Bett. Er hebt den Kopf, tastet genauer im Dunkeln. Sein Saxophonkoffer. Er schwingt sich aus dem Bett, sieht nach. Wirklich! Sein Saxophon. Über ein Jahr lang nicht angerührt! Er spürt Lebensfunken in sich, und Kraft sprüht in seinem tränenverschmierten Gesicht. Er tritt ans Fenster. Der Vollmond scheint, während Fritz auf seine Hände blickt. Rechts der zerknäuelte, leere Statusbogen, links die staubigen Fingerkuppen. Nicht mehr Verzweiflung allein, auch Zorn lassen neuerlich Tränen in seine Augen schießen. Er reißt die Doppelflügel des hohen Fensters auf. Kühl flutet die Nachtluft herein. Er sieht wieder auf seine beiden Hände.

»Was will ich?«, ruft er laut in die Nacht hinaus.

Ein Dienstag. Morgenritual. Kaffee im braunen »Stanford-University«-Krug, an den rechten oberen Rand der dunkelgrünen Schreibunterlage aus Plastik gestellt. Urs Woldrich sitzt im Kreise seiner versammelten, schweigenden Mannschaft. Das Tagwerk beginnt. Er fasst in seine rechte Manteltasche. Will sich die Fingernägel putzen. Seine Mundwinkel zeigen nach unten. Da sackt er blitzartig zusammen, wirft die gelbe Pipettenspitze vor sich auf den Tisch, greift mit der linken Hand auf seinen Oberbauch und stürzt in gebeugter Haltung aus dem Zimmer. Die gelbe Pipettenspitze rollt vom Tisch, fällt auf den Boden. Woldrich kommt nicht zurück.

»Was machst du denn da drinnen?«, schreit die dicke Aufräumefrau im braunen Mantel und trommelt mit der Faust auf die Tür des Klosetts, die unten einen zehn Zentimeter hohen Spalt frei lässt. Sie hört das Husten, Würgen und Erbrechen.

»Der braucht Hilfe, da drinnen?«, sie winkt einen vorübergehenden Arzt heran und stemmt ihre Hände wieder in die Hüften.

Sie bückt sich: Zwei riesengroße schwarze Schuhe stehen an den Rand der Klosettkoje gespreizt, ein schwarzer Brei und Blutkoagel ergießen sich über den Boden und spritzen die glatt gebügelten weißen Hosenstulpen voll.

Blackout[77]

Auf der Höhenstraße

Nur selten sitzen wir auf der Abteilung für Kardiologie entspannt zusammen. Aber heute ist es einmal soweit. Urlaubsstimmung, zumindest für den Herrn Dozenten, der sich auf seinen Resturlaub und über die erfolgreiche Primariatsbewerbung freut. Er hat Sekt bestellt und Brötchen, und wir feiern und beglückwünschen ihn. In der geselligen Runde beginnt der Dozent, den wir alle mögen, weil er kompetent, freundlich und hilfsbereit ist und einem so einer als junger Assistenzarzt nicht oft begegnet, aus sich herauszugehen. Wir lauschen gespannt seinen Erinnerungen an die Gymnasial- und Studentenzeit in Wien. Er erzählt von seinen Kumpanen, von Schursch, der in der Studentenbude den besten Kaiserschmarren machen konnte, und von jener Nacht, die sie auf dem Ball durchgetanzt hatten, um am nächsten Morgen in ein und demselben Smoking zum Rigorosum anzutreten.

»Selbst wenn nur die Hälfte von all dem wahr ist, ist er zu beneiden«, denke ich, und ich nehme mir fest vor, meinen Kindern einmal einzuschärfen, nicht so spartanisch zu studieren: nicht so blöd zu sein wie ihr Vater.

»Der Höhepunkt aber«, fährt der Dozent und frisch gebackene Primarius fort, »waren unsere wilden Rennfahrten mit dem 2-CV!« Mitten in der Nacht, und das Allerbeste war unsere Höhenstraßen-Tour. In den Kurven liegen, herrlich! Hinauf und sich total hineinlegen und die Kurven schneiden! Meistens zu dritt, und zu Zeiten, da kein Verkehr herrschte, versteht sich.

»Sie kennen doch die Höhenstraße, Ratheiser!«

»Ja, ja!«, räume ich ein. Und Neid, Wut, Scham, Enttäuschung spüle ich mit einem weiteren Glas Sekt hinunter. Nur deswegen, weil ich kein eigenes Auto besitze, kann es ja wohl nicht sein! Ich hasse mich!

Abgestellt

Schlapp lasse ich meine Arme in den grauen Pulloverärmeln, aus denen dreckige und verstaubte Hände ragen, hinunterhängen. Der Staub steigt mir in die Nase. Zuerst habe ich minutenlang stumm dagestanden vor dem weißen Bücherregal im Schlafzimmer. Einmal starre ich auf die leeren Bananenkartons, die auf dem Boden und auf dem Doppelbett stehen, dann wieder auf die Bücherwand. Als ich vor sechs Jahren zu ihr gezogen bin, hatten wir nur ein Bücherregal, dann irgendwann ein zweites, auch weiß lackiert. Jetzt stehe ich da. Ich ziehe aus. Denn es ist aus. Endgültig vorbei. Eine Zeit lang haben wir es noch probiert. Auch mit getrennten Wohnungen. Aber jetzt! Scheiße! Ach, was sollen diese wehleidigen Gedanken, schlucke ich Staub und Gram hinunter.

Ich trete näher an die Bücherreihen und fange an, mit beiden Händen die Bücher stapelweise aus dem Regal zu nehmen und in die Bananenkartons zu verstauen. Oben links fange ich an. Alles verstaubt. Ich niese und huste und ärgere mich über die Drecksarbeit und schwöre mir in diesen Augenblicken: Nach 20 Mal übersiedeln habe ich die Nase voll. Aus der Wohnung, in die ich jetzt ziehe, übersiedle ich nur noch ein einziges Mal, und zwar ins eigene Haus! Während ich laut vor mich hin fluche und der Tränenfilm in meinen Augen anwächst, während ich sie zukneife, damit mir der Staub nicht von den oberen Regalen in die Augen fällt, durchzuckt mich ein Bild und lässt mich innehalten. Ich rühre mich nicht vom Fleck. Sekundenlang. Ich stelle den Stapel Bücher, den ich soeben zwischen meine beiden Handflächen gepresst habe, wieder hin. Steige vom Stuhl herunter. Stelle den Stuhl zur Seite und weiche einen Schritt zurück. Meinen Blick wie gebannt auf die Bücherwand gerichtet. Auf die Rückseiten meiner Bücher. Das gibt es doch nicht! durchfährt es mich. Ich beuge mich vor und trete wieder näher an die Bücherwand. Schüttle ungläubig den Kopf. Und stehe wie gelähmt. Bewege mich nicht mehr. Total erstarrt. Was jetzt rast, sind meine Gedanken:

Einige Bücher stehen verkehrt da. Einige gerade. Dann wieder eine Gruppe auf den Kopf gestellt. Eine Hand voll gerade, dann wieder verkehrt. Eine Hand voll Bücher sozusagen. Wie ich sie jetzt aus dem Regal nehme, zwischen meine beiden Hände presse, um sie Hände voll in die Bananenkartons zu kippen. Genau so habe ich sie vor sechs Jahren in dieses Regal gekippt. Aus anderen Bananenkartons. Und ich hatte es offenbar so eilig, dass ich nicht darauf achtete, wie ich meine Bücher damals hinstellte. Einmal gerade, einmal verkehrt. Wie ein teilnahmsloser Übersiedlungshilfsarbeiter habe ich sie damals hineingestellt, aus den damaligen Bananenkartons. Wie Objekte, die nicht mir gehörten. Abgestellt.

Meine Bücher! Das Allererste, was ich an den Übersiedlungstagen getan habe, wenn ich als Student die Wohnung wechselte, war, meine Bücher zu ordnen, mir mein Studierzimmer wieder herzurichten. Meine Grundversorgung zu gewährleisten. Atmen, trinken, essen, Bücher! Mein Basislager aufstellen. Am selben Nachmittag. Noch immer rege ich mich nicht. Verblüfft und erschrocken stehe ich wie angewurzelt: Sie stehen so drin, wie ich sie damals hineingestellt habe. Aufrecht und verkehrt. Stapel für Stapel. Einmal gerade, einmal auf dem Kopf. Nicht mehr habe ich sie angerührt. An jenem Tag vor sechs Jahren nicht und nicht seither. Und erst heute, an diesem grauenhaften Tag, an dem mir mein Leben wie abgestorben erscheint, sehe ich das. Was sonst noch habe ich abgestellt?

Das Passepartout

Schrill schellt die Klingel, als wir die Eingangstüre zum Laden aufstoßen, in dem Celine ein Aquarell rahmen lassen will. Sie hat es von einem ihr bekannten Maler gekauft, bei seiner Vernissage, zu der sie eingeladen war. Und in höchsten Tönen hat sie den Maler gelobt und die Vernissage und so viele Leute habe sie dort getroffen, andere junge Menschen, endlich einmal keine Mediziner! Leute, mit denen man was anfangen kann, interessante Leute, sagt sie. Und der Romeo, der Maler, der ist ganz toll. Ein paar Wochen ist es her, dass Celine und ich uns ineinander verliebt haben. Ich bin es noch. Ob wir zusammen sind oder nicht, ein echtes Paar, kann ich nicht sagen, denke ich; ich glaube, sie laboriert an der Verbundenheit zu ihrem Ex-Freund. Jedenfalls geht sie gern mit mir essen, wenn ich einmal keinen Nachtdienst habe, und sie fragt mich über alles, und ich weiß ihr schon gar nichts mehr Neues zu erzählen, so sehr hat sie mich schon ausgequetscht über meine Lebensgeschichte, meine Freunde und meine Arbeit, meine Position und all die Dinge, die sie an mir interessant finden mag.

»Du hast einen sehr kleinen Bekanntenkreis, nicht wahr, Klaus!?«, hat sie einmal zu mir gesagt. Eine Bemerkung, die mich erboste, und doch weiß ich, sie hat Recht. Sie hat aber meiner Meinung nach nicht das Recht, das zu sagen, auch wenn sie Recht hat. Und so trotte ich weiter in meiner kargen Freizeit mit Celine herum. Und heute stehe ich mit ihr hier vor der Verkaufsbude. Wegen des Bilderrahmens. Der Verkäufer ist sehr nett. Celine ist Stammkundin. Er scheint ihren Geschmack schon zu kennen, so wie er ihr die verschieden dünnen oder breiten Holzrahmen, mit oder ohne Goldrand, vorlegt. Ich stehe herum und schaue zu oder mehr oder weniger verloren in die Luft.

»Hm ...«, schnurrt Celine vor sich hin, »soll ich das mit oder ohne Passepartout nehmen?«

»Klaus!«, sie schaut zu mir auf, ihr Romeo-Aquarell vor sich auf dem Verkaufstisch ausbreitend. Mit großen Augen starre ich aufs Bild. Mein ratloses, ohnedies immer bleiches Gesicht scheint zu verraten: Ich weiß beim besten Willen nicht, was sie mit Passepartout meint. Verdammt! Ich will schließlich auf der Der-Typ-ist-interessant-Skala nicht noch weiter abstürzen. Passepartout – ist das nicht der Diener im Film »In 80 Tagen um die Welt?« So schießt es mir in dieser Schrecksekunde durch den Kopf. Doch im Reflex, ringend um eine Vormachtstellung, ums Überleben, bringe ich ein fachmännisch klingendes »Tja, ich würde sagen, mit!« heraus und nicke gedankenversunken mit schmalen Lippen. Und hoffe inständig, in den nächsten Sekunden zu erfahren, was ein Passepartout ist. Celine weicht ungläubig zurück und schaut mich prüfend an, den Mund leicht geöffnet und den Kopf zur Seite geneigt. Sie hat mich schon in den vergangenen Wochen ein paar Mal dabei erwischt, dass ich Dinge nicht wusste, von denen sie überzeugt war, dass ich sie hätte wissen sollen. Und genau diesen Blick setzt sie jetzt auf: Ich habe ihn wieder ertappt, den ahnungslosen Langweiler. Das denkt sie in diesem Moment.

»Na, dann!«, kommt der freundliche Bilderrahmen- und Zubehörverkäufer mit einigen flachen Papprahmen in verschiedener Breite – »Schauen wir einmal, welches passt ... und gefällt!« Dem Himmel sei Dank! Ich weiß, was ein Passepartout ist. Schwein gehabt. Dennoch schäme ich mich vor mir selbst, ich Kunstbanause. Und gemerkt hat sie es auch.

Herz und Hirn

Wieder einer der seltenen freien Abende zwischen Intensivmedizin, Angehörigenbetreuung, Katheterstechen, Sterbebegleitung, Motivationsschüben und Zweifeln. Celine und ich fahren in ihrem Toyota den Ring entlang. Wie immer beim Fahren hat sie das Radio angeschaltet. Pop-Musik, versteht sich. Flott. Und oft singt sie dazu. Wie glücklich sie dabei aussieht, himmle ich sie vom Beifahrersitz her an. Diesen Song liebt sie besonders, denke ich und lege meine linke Hand auf ihr rechtes Knie. Sie strahlt, ihre weißen Zähne blitzen, und ihr schulterlanges glattes blondes Haar schwingt im Rhythmus.

»Das ist The Ghost of Tom Joad! Kennst du ja sicher«, sagt sie nach einer Weile. »Es gibt bald ein Konzert von ihm in Wien.« Ich verstumme und nehme die Hand von ihrem Knie.

»Gehst du mit mir hin? – Hallo, Klaus!?«

»Was? Ja, sicher, wir können hingehen.« Ich ziehe meine Beine an.

»Kennst du ihn? Du kennst ihn doch!«

»Wen? Nein.« Ich nehme nur eine grummelige Stimme wahr. Und dann kann ich mir nicht verkneifen zu sagen: Der raunzt so ähnlich wie der Leonard Cohen!

Celine ist aus dem Häuschen. Ihr Lachen ist verschwunden, sie nimmt den rechten Fuß vom Gaspedal und drosselt jäh das Tempo.

»Du kennst Bruce Springsteen nicht? Den kennt doch jeder! Ich meine, spätestens seit Philadelphia. Kennst du Philadelphia?«

»Ja, aber ich war noch nicht dort.«

Jetzt hält sie den Toyota an. Wir befinden uns in der Nähe des Burgtheaters, auf dem Parkplatz neben dem Volksgarten. Celine stellt den Motor ab. Löst den Sicherheitsgurt und dreht sich zu mir, der ich immer kleiner werde, schlechter, unwürdiger. Der Erste, der auf Celines Der-Typ-ist-interessant-Skala negative Scores erzielt, denke ich.

»Ich meine den Film!« Vorwurf liegt in ihrem Blick. »Stellst du dich nur so an oder bist du so?«

»Ah, ein Film.«

»Du kennst auch den Film Philadelphia nicht? Soviel Herz und soviel Hirn – aber was hast du bisher in deinem Leben eigentlich gemacht?«

Punkt neun

Gerhard Behringer ist 47, Professor für Kardiologie, sehr erfolgreich. Nicht nur seine wissenschaftliche Qualifikation und sein ausgezeichneter Ruf als Arzt werden an der Fakultät geschätzt, auch seine besonnene und zuvorkommende Art. Ob er sich mit Patienten befasst, ihren Familien, ob mit Kolleginnen und Kollegen, im hierarchischen Gefüge der Organisation, im Krankenhaus und an der Universität gilt er als beliebte Führungskraft, offen, des Zuhörens fähig, ein Mann, der zweite Meinungen nicht nur toleriert, sondern respektiert und fördert. Er ist verheiratet, seine Frau ist Volksschullehrerin, sie haben zwei Kinder: Der Sohn ist 17, die Tochter 22. Behringer ist groß gewachsen, drahtig, kurzes graues Haar. Vom Frühling bis Herbst ist es das Laufen, bei dem er sich entspannt, wie er sagt, einmal im Jahr bereitet er sich auf einen Marathon vor, und das macht ihm Spaß. Im Winter liebt er das Skifahren, und weil er nicht so häufig in die Natur hinauskommt, trimmt er sich zur kalten Jahreszeit in einem exklusiven Fitness-Studio der Stadt. Außer Sport sind Musik und Theater seine Hobbys. Und sein Freundeskreis. Behringer ist mit Patientenbetreuung, Unterricht und Forschung eingedeckt. Doch er ist konsequent, sein eigenes persönliches Programm lässt er sich nicht nehmen. Auch wenn es durch seinen fordernden Beruf an den Rand des Tages gedrängt worden ist. Gerade in diesen Tagen, wo er weiß: Mit hoher Wahrscheinlichkeit steht ihm ein Karrieresprung bevor. Er soll seinem emeritierenden alten Chef und Mentor nachfolgen. Und jetzt ist er einmal mehr überzeugt: Gesundheit, Wohlbefinden und Erfolg sind nur möglich, wenn man sich regelmäßig um eine gute intellektuelle, emotionale und körperliche Kondition und Intelligenz kümmert.

Sein Stundenplan ist voll. Deswegen geht er jetzt im Spätherbst schon um sieben Uhr früh ins Fitness-Studio. Auch heute, an diesem trüben Novembermorgen. In der Früh ist es ruhig, alle Sportgeräte frei, die Duschen sauber, noch kein Mensch da. Ein schöner Kontrapunkt zum Tagesprogramm, das dicht gefüllt ist und um acht Uhr beginnt: Morgenbesprechung, Termin mit dem Medizinischen Direktor eines Pharmakonzerns, Hauptvorlesung, Visite, Besprechung der Daten seiner wichtigsten klinischen Studien mit den Forschungsassistenten, am Nachmittag Fakultätskollegiumssitzung, um 16:30 Uhr seinen Sohn vom Gymnasium abholen, er hat versprochen, mit ihm ein neues Notebook auszusuchen. Abends dann, Punkt neun, festliches Dinner in einem Haubenlokal mit hochrangigen Kardiologen und einigen Damen und Herren vom Gemeinderat. Um 6:45 Uhr biegt er mit seinem Audi in die Tiefgarage des Fitness-Clubs ein.

Franz Heller, 44, ist Professor für Anästhesiologie und Intensivmedizin und leitet eine Intensivstation an der Universitätsklinik. Er ist verheiratet, hat drei Kinder: 15, 18 und 19 Jahre. Ein großer kräftiger Mann, sonore Stimme, die Ruhe in Person. Er kann Probleme und Lösungen auf den Punkt bringen. Je mehr sich die Gefahr in einer klinischen Situation verdichtet, desto ruhiger wird Heller, und durch seine Art stabilisiert er auch die Menschen in seiner Umgebung, gibt ihnen Halt. Wenn er auf der Intensivstation auftaucht, ist Sicherheit da. Oft Aufatmen – noch ohne dass er ein Wort gesagt oder einen Handgriff getan hätte. Er gibt Mut und beruhigt.

Vor wenigen Monaten ist er zum Präsidenten einer landesweiten intensivmedizinischen Gesellschaft gewählt worden. Er hat sich außerdem um ein Primariat in einem renommierten Schwerpunktkrankenhaus beworben und liegt gut im Rennen.

Auch Heller ist sportlich: Skifahren, Fußball, Tennis. Und bei einem der Tennisturniere, an denen er teilnahm, hat er vor zehn Jahren Gerhard Behringer getroffen; seither sind sie befreundet. Nicht nur Tennispartner. Behringer ist für Heller jemand, mit dem man auch persönliche, ja intime Anliegen besprechen kann.

Zumindest einmal im Monat sitzen die beiden in ihrer Freizeit länger beisammen. »Ich bin froh, dass wir einander begegnet sind!«, hat Behringer an einem solchen Abend einmal zu Heller gesagt, »denn nicht alles, was uns in unserem Job so an Scheußlichkeiten widerfährt, möchte ich zu Hause ausbreiten.« Freilich haben die beiden auch immer viel über ihre Arbeit gesprochen, aber eben nicht nur. Sie haben sich über die Kinder unterhalten, über Musik, ihre Träume und Zweifel, über Erfolg und Scheitern.

»Wenn es mich so hart erwischt, dass ich zum Pflegefall werde«, hat Heller umgekehrt einmal zu Behringer gesagt, »wenn ich nicht mehr denken, sprechen, gehen oder fühlen kann, dann musst du mir helfen! Dann musst du mich vor dem Dahinvegetieren bewahren!« Darin sind sich beide einig gewesen. Das haben sie einander versprochen.

Sie sitzen alle schweigend um den Tisch im Sozialraum. Dozent Herbert Klohn, der Nachtdienst hatte, die Assistenzärztin, der junge Gastarzt aus Oberösterreich, die Studenten. Warten auf Heller. Er kommt heute etwas später – eine Besprechung mit dem Klinikvorstand. Ungewöhnlich still hier. Die Werbung im Radio gellt nervtötend. Klohn macht eine Faust, atmet scharf durch die Nase aus, pfaucht – ohne sich umzudrehen greift er mit der Hand nach den Knöpfen hinter seinem Rücken, dreht das Radio aus. Schüttelt heftig den Kopf.

Plötzlich dröhnt das tiefe Lachen Hellers vom Gang herein. Heute schrecken die Sitzenden hoch, als sie dieses Lachen hören.

»Am besten, ich gehe ihm entgegen!« Klohn springt auf. Vor einer Stunde ist Behringer auf der Intensivstation aufgenommen worden. Um 7:30 Uhr hat man ihn im Fitness-Studio gefunden, im blauen Trainingsanzug vornüber auf der Lenkstangenattrappe des Hometrainers, keine Regung mehr. Der Sportlehrer hat die Rettung mit dem Notarzt alarmiert. Da er keinen Pulsschlag am Hals tastete, begann er sofort mit der Herzmassage und der Mund-zu-Mund-Beatmung. Kammerflimmern bei ausgedehntem Vorderwandinfarkt, wie man mittlerweile weiß. Er muss schon einige Minuten lang dort gelegen haben, bevor ihn der Sportlehrer fand, wahrscheinlich zu lange.

Das Lachen ist schon verstummt. Mit ernster Miene betritt Heller den Besprechungsraum. Klohn geht mit kurzen Schritten an seiner Seite, spricht leise in Hellers Ohr, während dieser geradeaus schaut – Klohn informiert ihn über Behringer. Man rückt rasch zusammen auf der Eckbank und macht Heller Platz. Langsam, wie in Zeitlupe, bewegt er während des Zuhörens den Kopf hin und her.

Genauso langsam setzt er sich auf die Bank, schaut weiter geradeaus. Sonst immer sein freundlicher Blick. Ungewohnt heute. Fremd starrt einen sein Gesicht an. Roboterhaft bewegen sich seine Arme und Hände, als er sein Frühstücksbrot aus dem Papier wickelt und vor sich auf den kleinen weißen Teller legt, den ihm die Studentin schnell hingestellt hat: ein Salzstangerl mit Schinken. Heller hat heute Dienst, 24 Stunden lang, bis morgen früh. Er schaut lange auf seinen Teller, auf dem das Salzstangerl liegt. Dann bricht er es in der Mitte auseinander, legt die beiden Hälften wieder hin. Ohne davon zu essen.

Die Schwestern und Pfleger haben Behringer bereits in ein Luftkissenbett gelegt, intensivmedizinisch ist er voll versorgt; der Respirator gibt sein rhythmisches Blasebalggeräusch von sich. Viele Infusionen sind installiert, Behringer hängt an den Schläuchen. Er wurde schon gewaschen, frisch gebettet. Zwei kleine geleeartige Plättchen bedecken seine Augenlider, verhindern das Austrocknen der Hornhaut. Er ist nur bis zum Bauch zugedeckt. Auf seinem Brustbein und seitlich unter seiner linken Brustwarze liegen die beiden Defi-Pads[78], handtellergroß. Der Defibrillator steht an der linken Seite des Patienten, das Echokardiographiegerät an seiner rechten. Speichel rinnt aus seinem Mundwinkel. Behringer ist sedoanalgesiert[79], und Perfusoren führen ihm Katecholamine[80] zu.

»Protrahierter[81] kardiogener Schock – und rezidivierendes[82] Kammerflimmern!«, sagt Klohn leise. Heller tritt ans Bett. Etwa eine Minute lang steht er nur still. Dann tritt er näher, legt seine Hand auf den nackten Oberarm des Patienten, seines Freundes.

Schwester Friedl steht auf dem Gang und schaut

durchs Fenster ins Zimmer herein. Sie ist Stationsschwester seit vielen Jahren; eigentlich heißt sie Friederike, doch alle nennen sie Schwester Friedl. Das bedeutet hier mehr als ein akademischer Titel. Sie kennt Heller und Behringer seit deren Medizinstudium. Schwester Friedl steht zur Glaswand gelehnt, stützt ihr Gesicht auf den Händen ab. Jetzt nimmt sie ihre Brille herunter, fährt mit Daumen und Zeigefinger über ihren Nasenrücken, in ihre Augenwinkel und über die Augenlider, die sie zugedrückt hat. Auch die jungen Kolleginnen und Kollegen kommen herbei, halten aber Abstand. Heller schaut auf den Respirator, die Perfusoren, den Tubus[83], die Schläuche, blickt in Behringers angeschwollenes Gesicht. Er nimmt das Stethoskop vom Infusionsständer, setzt sich an den Bettrand und hört Behringers Herz und Lungen ab. Dann legt er seine linke Hand flach auf Behringers Stirn, spürt die kalten Schweißperlen unter seinen Fingern. Mit seiner rechten Hand entfernt er die Geleeplättchen und mit dem linken Daumen zieht er langsam nacheinander Behringers Oberlider hoch, streckt den Hals und beugt konzentriert seinen Kopf nach vorn. Mit einem Schlag wendet sich Heller ab, verlässt wortlos den Raum, verschwindet im gegenüberliegenden Ärztezimmer und lässt die Türe zufallen. Niemand wagt ihn zu stören. Warten auf das Fortführen der Vormittagsvisite. Nach einer Viertelstunde kommt er wieder heraus.

»Hör zu, Herbert«, sagt Heller zu Klohn, »ich muss am Vormittag noch zum Landessanitätsrat. Wird ungefähr zwei Stunden dauern. Danach komme ich wieder und übernehme endgültig den Dienst. Bleib bitte so lange!«

»Ist doch klar!«, erwidert Klohn.

Nach der Mittagsvisite ist Heller zurück. Das ganze Team bangt. Erste Besucher aus der Medizinischen Fakultät treffen ein. Die Nachricht hat sich verbreitet, irgendwie. Alle kennen Behringer, viele mögen ihn, sind besorgt und erschüttert. Einige wollen Auskunft per Telefon. Heller ist heute der Dienst habende Oberarzt. Ihm wird der Hörer gereicht, jedes Mal. Behringer war ... ist eine bekannte Persönlichkeit. Wenn Ärztekollegen nach Auskunft fragen, gibt man ihnen gewöhnlich Auskunft; sie unterliegen der Schweigepflicht. Keine Besserung bei Behringer. Im Gegenteil: Die Pumpleistung des geschwächten Herzens versiegt. Die Assistenzärztin ist aufmerksam, versucht, prompt und behutsam zugleich, Heller bei der Arbeit zu unterstützen, alle Routinehandgriffe zu übernehmen und Anrufe von ihm fern zu halten. Sie steigert die herzstützenden Katecholamine. Nur gibt es kaum mehr gesunden Herzmuskel, den die aggressiven Medikamente unterstützen oder antreiben könnten. Alle beschleicht die Gewissheit: Behringer hat im Herzkreislaufstillstand auf dem Fahrrad im Fitness-Club durch Sauerstoffmangel einen schweren Gehirnschaden abbekommen.

Fünf Uhr nachmittags. Besuchszeit. Knapp beantwortet Heller die Fragen, die ihm die Besucher stellen. Die Assistenzärztin bemüht sich, Heller die Gespräche mit den Angehörigen der anderen Patienten abzunehmen. Behringers Frau ist wieder da. Diesmal mit den Kindern. Sie hat soeben ihren Sohn vom Gymnasium abgeholt, und sie sind gemeinsam hierher ins Krankenhaus gefahren. Sie war am Vormittag schon da. Sie hat in der Schule alles liegen und stehen lassen, als sie die Nachricht traf. Aber Franz Heller war gerade beim Landessanitätsrat. Elsa Behringer ist eine große schlanke Frau Anfang 40, sie hat langes braunes Haar, trägt ein dunkelgrünes Kostüm. Sie tritt aus dem Vorraum in die Intensivstation hinein. Schaut nach links und rechts. Erblickt Heller. Sie hält sich die Hand vor den Mund, läuft auf ihn zu.

»Franz! ...«, und fällt ihm in die Arme, und das Weinen schüttelt sie. Heller stützt sie. Er legt seine Arme um sie und hält sie fest. Auch die erwachsenen Kinder kommen aus dem Vorraum herein, hin zu den beiden, suchen Halt und Nähe.

Lange sieht man die vier dann weit hinten an jenem Tisch sitzen, an dem Ärzte und Schwestern gewöhnlich mit den Angehörigen ausführlicher reden. Die Assistenzärztin, der Gastarzt und die Studenten versuchen Heller von allem abzuschirmen. Klohn ist noch geblieben, den ganzen Tag über, hat die Abendübergabe geleitet. Er hätte schon in der Früh, ganz sicher aber nach der Mittagsvisite, als Heller wieder zurückgekehrt war, nach Hause können, nach Hause sollen. Aber das Team wollte in Hellers Nähe bleiben, für die vier in ihrer Ecke dort Zeit, Ruhe und Privatsphäre schaffen. Jetzt, um sieben Uhr abends, nähert sich Klohn vorsichtig.

»Franz, brauchst du noch was? Eine schwache Restfunktion seines Herzens scheint erhalten zu sein«, sagt er leise zu Heller, »Die Katecholamindosis hat sich eingependelt – allerdings auf einem hohen Plateau.«

»Geh nur! Danke!«

Noch lange sitzen die vier beisammen. Man hat gar nicht den Eindruck, dass Heller viel mit der Familie spricht, und doch spürt man die Einheit der vier in ihrer Trauer und ihren Gefühlen. Auch Schwester Friedl schaut hie und da nach, fragt, ob sie was brauchen, bringt Kaffee und Mineralwasser, zieht sich rasch wieder zurück. Dann plötzlich stehen sie auf, alle vier. Treten an Behringers Bett. Heller kontrolliert den Respirator, die Perfusoren. Überprüft die Katecholamindosis. Kontrolliert die Pupillen, zum x-ten Mal heute. Die Frau hält die Hand ihres Mannes, der Junge hat seinen Arm auf die Schultern seiner Mutter gelegt. Die Tochter sitzt an der rechten Seite ihres Vaters, streichelt ihm über sein dunkles, graublau verfärbtes, aufgedunsenes Gesicht. Nach zehn Minuten verlassen sie das Krankenzimmer, die Kinder zuerst, dann folgen Heller und die Frau. Aber im Hinausgehen hält Elsa Behringer inne. Sie blickt zurück. Heller dreht sich nach ihr um. Sie steht in der Tür, zu ihrem Mann gewendet. Sie winkt.

Um 20:15 Uhr gehen die vier in die Umbettungszone hinaus. Dort reden sie noch einige Minuten miteinander. Dann umarmen die drei Heller noch einmal, verabschieden sich.

Heller kehrt zu Behringer ins Zimmer zurück, tritt ans Bett. Er betrachtet seinen Freund. Steht da. Lange. Um Punkt neun tätschelt er ihm auf die Wange. Dann dreht Heller die Perfusoren ab. Den Respirator stellt er auf Raumluft, reduziert die Atemfrequenz. Er dreht um, verlässt den Raum ins nahe gelegene Ärztezimmer. Um 23:25 Uhr klopft Schwester Friedl an die Tür. Sie ist dageblieben. Jetzt kommt sie Heller holen.

»Die Herzfrequenz ist auf 30 gefallen. Es ist so weit«, sagt sie.

Schwester Friedl und Heller halten Behringers Hand. Um 23:31 Uhr steht sein Herz still.

Heller verlässt das Zimmer des Toten. Mit stummem

Kopfnicken verabschiedet er sich von den Diensthabenden. In der Tür zum Vorraum trifft er auf Schwester Friedl, die sich mittlerweile umgezogen hat und sich nach diesem langen düsteren Novembertag auf den Heimweg macht. Er drückt ihr die Hand und hält sie eine Zeit lang fest.

»Jetzt kommen wir an die Reihe! Wir sind dran!«, sagt er, kaum hörbar, zu Schwester Friedl, die sich unter ihren Brillen die Augen reibt. Die beiden verlassen die Station. Schwester Friedl knöpft sich den Mantel zu und steigt in den Aufzug, der nach unten fährt. In der kleinen Teeküche auf der Intensivstation steht noch immer der weiße Teller. Darauf liegt, vertrocknet, das Salzstangerl mit Schinken, entzweigebrochen. Heller geht in sein Dienstzimmer, wirft mit einem Schlag die Tür hinter sich zu. Er sperrt von innen ab. Zwei Mal.

Epilog
Rufen und Sehen

In Wintergewand vermummt, die Köpfe eingezogen, stehen drei Gestalten schon um 5:55 Uhr vor dem Portalgitter des Doms. Um Punkt 6:00 Uhr erscheint der Morgenwärter und öffnet von innen. Einer der drei bückt sich, nimmt das schwere Schmiedeeisen auf, das mit einem Bolzen das Gitter vorm Tor im Pflasterboden verankert. Grüßend schwingt er das Eisen dem Morgenwärter zu, der es im selben Schwung hinter den geöffneten Türflügel hievt. Eine alte Frau mit Krücke eilt als Erste durchs Portal. Im Hauptschiff sind schon die Aufräumedamen. Mit gleichmäßigen, langsamen Schritten führen sie die breiten Wischbesen über die Steinplatten des Fußbodens. Die Frau mit der Krücke strebt geradewegs dem Weihwasserbrunnen zu. Sie formt ihre Hand schüsselförmig, taucht sie in das Becken und zieht sie einige Male, Wellen schlagend, tief durch das Weihwasser. Dann bekreuzigt sie sich und nimmt in der Bank neben dem Marienaltar Platz. Auch der Morgenwärter schreitet nun mit seinem breiten Wischbesen systematisch die Kirchenschiffe ab. In exakt bestimmten Bahnen schiebt er mit lang gezogenen Stößen den Staubschmutz vor sich her, so geübt, dass er kaum etwas von dem anwachsenden Staubschmutzhaufen verliert. Sein Gesicht ist hager, das Haar kurz und grau. Sein dunkelgrauer Arbeitsmantel weht. Er geht schneller als die Aufräumedamen, bewegt sich flink, oft zackig. Zwischendurch hält er inne, schaut auf, blickt die große Kathedrale hinab.

Eine kleine Glaubensgemeinschaft versammelt sich. Ein Mann mit kurzem Kraushaar und Stirnglatze schreitet mit festem Schritt zu den Bänken vor dem Marienaltar im Seitenschiff. Er trägt einen braunen Kinnbart und eine Hornbrille mit breiter Fassung und dickem Glas. Er begrüßt eine ältere Dame mit grünem Filzhut, Halstuch und dunkelblauem Mantel, seine Banknachbarin. Auch der alten Frau in der vorderen Sitzbank streckt er seine Hand entgegen. Sie zuckt auf, blickt nach rückwärts, zieht die Mundwinkel auseinander, nickt drei Mal heftig und dreht sich wieder um. Eine thailändische geistliche Schwester mit weißem Kopfschleier sitzt gerade. Eine andere Schwester weiter vorne trägt einen hellblauen Kopfschleier mit schmalem weißem Rand. Sie bewegen sich nicht. Der Schleier lässt sie statuenhaft erscheinen, von steinerner Ruhe umschlossen.

Die Frühmesse beginnt. Schuldbekenntnis. Das Fräulein mit kurzen dunklen Haaren hat fahle, blasse Gesichtszüge. Sie trägt einen hellen Anorak. Sie steht leicht nach vorne gebeugt, blickt, die Hände ineinander verschränkt, schräg vor sich auf den Boden. Beim Zwischengesang: »Gepriesen sei der Herr, denn er ist gnädig!« – bewegt sie nur ein wenig die Lippen, der Mund bleibt fast geschlossen. Neben ihr auf der Kirchenbank stehen ein schwarzer Rucksack und ihre Tasche. In die Bank davor setzt sich eine große, schlanke Frau. Leicht wie eine Feder bewegt sie sich, lautlos, fast unbemerkt. Ihr Haar ist zu einem Rossschwanz gebunden, ihre matte Stirn liegt frei, ein dünner Ohrring schimmert. Kleine Augen, zarte Nase, die Mundwinkel neigen nach unten, die Lippen sind geschlossen. Sie trägt ein knöchellanges Strickkleid unter einem Lodenmantel, eine Bluse mit hohem Kragen. Sie blickt ängstlich, besorgt und verloren. Eine andere junge Frau in weißer Daunenjacke betritt die Bank, die braune Stoffmütze tief ins Gesicht gezogen. Der Mützenrand wirft im Licht der Lampe, die vom hohen Kreuzrippengewölbe an einer langen Kabelschnur in den Kirchenraum herunterhängt, einen Schatten auf Nase und Wange. Spitz laufen Mund und Kinn zu. Auch bei ihr bewegen sich beim »Hallelujah« vor dem Evangelium nur die Lippen ein wenig.

»Heute hören wir im Markus-Evangelium vom blinden Bettler Bartimäus, der auf der Straße saß«, sagt der Priester. »Sobald er begriff, dass es Jesus von Nazareth war, dem der Wirbel der Menschenmenge galt, begann er laut nach ihm zu rufen. Viele Mitbürger wurden ärgerlich und hießen ihn schweigen. Die Masse wollte ihn abdrängen. Der Widerstand aber entfachte in dem blinden Bettler noch glühender den Herzenswunsch, zu sehen: Er stand auf und schrie noch lauter: ›Jesus von Nazareth, erbarme dich meiner!‹ Sobald Jesus auf ihn aufmerksam wurde und die Menge das merkte, hielten sie den Blinden aus Jericho nicht mehr ab, forderten ihn sogar auf: ›Nur Mut. Geh hin! Er erwartet dich!‹ Der Herr ist berührt von der Sehnsucht und vom Glauben des Bartimäus, der ihn aufspringen und unbeirrt schreien ließ, wie er sich voll Kraft und Vertrauen bemerkbar machte.

›Geh! Dein Glaube hat dir geholfen!‹ Im gleichen Augenblick konnte er wieder sehen«, verkündet der Priester die frohe Botschaft.

Der Kraushaarige mit der Hornbrille hält seine Hände während der Eucharistiefeier stets gefaltet. Er antwortet und singt am lautesten. Bei der Wandlung kniet er. Der Priester spricht: »Das ist mein Leib, der für euch hingegeben wird.« Mit einem Ruck richtet der Mann den nach vorne gebeugten Oberkörper und den hängenden Kopf auf. Die Stirne schlägt Falten und mit weit ausladendem Arm und weit ausladender Hand zeichnet er sich ein Kreuz auf die Stirn. Aufrecht bleibt er knien, seinen Blick starr auf die Hostie gelenkt – noch ein Kreuzzeichen auf Mund und Brust. Nach dem Querbalken des dritten Kreuzes sinkt er klappmesserartig in die gebückte Haltung zurück. Der Priester betet: »Und nach dem Mahl nahm Jesus den Kelch mit Wein, ... Tut dies zu meinem Gedächtnis.« Und wieder fährt der hängende Kopf hoch, gerade knien, die Stirn schlägt Falten, ausladend zeichnen Arm und Hand die drei Kreuze – betont langsam. Und sackt wieder in die gebückte Haltung, Hände gefaltet.

»Der Friede des Herrn sei allezeit mit euch!« – Banknachbarn wenden sich einander zu. Geben einander die Hand. Kurz und schnell. Arme und Hände schütteln. Hastig klopft ein Mann einer Frau in der übernächsten Bank auf die Schulter. Sie erschrickt, reißt den Oberkörper halb herum, gibt verrenkt die Hand, nickt drei Mal abgehackt. Die Frau mit der ins Gesicht gezogenen Mütze wendet sich zu ihrer Nachbarin. Nach neun, zehn Sekunden ist der Friedensgruß vorbei.

Die Messe ist aus. Die meisten stehen sofort auf. Auch die alte Frau mit der Krücke. Der Mann mit dem Kinnbart schreitet mit festem Schritt zur Holzbank vor dem Beicht- und Aussprachezimmer. Er begrüßt die beiden älteren Damen, die schon dort sitzen, begrüßt sofort auch die Frau, die sich neben ihn in die Wartereihe setzt. In kurzen, heftigen Stößen schüttelt er die Hände. Er lacht breit, Wangen und brauner Kotelett-Kinnbart legen sich in Falten. Der Messner eilt die Altarstufen hinauf. Mit der linken Hand nimmt er den Kelch, der vom verrutschten grünen Kelchvelum bedeckt ist. Mit der rechten legt er die Patene darauf, Wasser- und Weinkrug mit dem weißen Tuch, klemmt sie mit dem linken Daumen am Kelchdeckel fest. Mit der freien Rechten greift er zum Tabernakelschlüssel mit der goldenen Quaste, dreht ihn nach rechts herum, zwei Mal, und zieht ihn ab. Im selben Schwung, den Schlüssel in der Hand, schaltet er an der Wand das Altarlicht aus. Flink läuft er die Stufen hinunter, dreht sich im Weggehen noch einmal zum Altar, den Kopf leicht angehoben. Aus der offenen Sakristeitüre scheint neonhelles Licht. Der Messner blickt auf seine Uhr und geht ab.

Anmerkungen

1 »Mit höchstem Lob« – eine besondere akademische Auszeichnung, wenn alle Doktorats-Teilprüfungen mit sehr gutem Erfolg absolviert wurden

2 Kurzbericht über eine wissenschaftliche Arbeit, meist eingereicht zur Präsentation bei einem Fachkongress

3 Wissenschaftliche Arbeiten, die in Journalen mit bestem internationalem Ruf publiziert werden; Journale, die wegen ihrer Qualität am häufigsten zitiert werden. Eine Arbeit in einem Top-Journal zu publizieren ist der größte Erfolg, den ein wissenschaftlich tätiger Assistenzarzt erreichen kann.

4 Eine so genannte Standardzeitschrift: auch gut, aber eben nicht »top«

5 Kurzer Arztbrief; die Bezeichnung Epikrise ist vor allem bei Verstorbenen gebräuchlich

6 Speiseröhre

7 Gerät für die Magenspiegelung: ein ca. 1,5 Meter langer und 1 cm dicker schwarzer Schlauch mit Fiberoptik

8 Um einen Patienten mehr, als der errechnete »Pflegepersonal: Patienten-Schlüssel« zulässt

9 Ein elastischer Ballon mit einem Ventil zur manuellen Beatmung

10 Ein Beruhigungsmittel wie Valium

11 Regelmäßiger, normal rhythmischer Herzschlag im EKG

12 Unterarmarterie, die entlang der Speiche zum Daumen hin verläuft

13 Beinarterie, die unterhalb der Leiste punktiert wird

14 Normaler Ruheblutdruck: von 110/60 bis 140/95 mmHg

15 So genannter Plasmaexpander zur Volumentherapie bei Kreislaufschock

16 Ein Medikament zur Kreislaufstützung, dem Adrenalin ähnlich

17 Zentraler Venenkatheter zur intravenösen Medikamentengabe

18 Fallenlassen der strengen Eintrittsregelungen und -beschränkungen für Familienangehörige, die auf Intensivstationen lange Jahre hindurch gepflegt wurden

19 Gehirnschwellung durch zu rasche Veränderung des Elektrolytmilieus

20 Anatomische Zeichen massiver Gehirnschwellung und lebensbedrohlich erhöhten Gehirndrucks

21 Narkose- und Schmerztherapie

22 Bauchwasser; bei Leberkrankheiten oft mehrere Liter

23 Herzultraschall

24 Organminderversorgung durch Blutverlust, meist infolge von Blutgerinnungsstörungen oder eingerissenen Speiseröhrenkrampfadern

25 Schwere Organfunktionsstörungen von Lungen, Nieren, Leber, Herz und Blutgerinnung, bedingt durch Infektionen bei schlechter Immunlage

26 ECMO: Extrakorporale CO_2-Elimination und Oxygenierung; ein Blutkreislauf außerhalb des Körpers, wie bei einer Dialyse, bei dem an einer Membran das Blut vom Kohlendioxid befreit und mit Sauerstoff beladen wird

27 Große Beinarterie

28 Nicht mehr umkehrbares Herz- und Kreislaufversagen

29 Mit dem Harn ausgeschiedener Eiter, Zeichen einer bedrohlichen Harnwegsinfektion

30 WIFI: Wirtschaftsförderungsinstitut

31 Blutverdünnung, Hemmung der Blutgerinnung, um Blutpropfenbildung und Verstopfen der Blutgefäße zu vermeiden

32 NMR = Nuclear magnetic resonance; radiologische Technik der Schichtaufnahme mit höherem Auflösungsvermögen als die Computertomographie

33 OP-ähnlicher Eingriffsraum im Röntgen

34 Kurzer, schlauchartiger Plastikzylinder zum Aufdehnen und Überbrücken einer Verengung

35 Röntgenologische Gefäßdarstellung mit Kontrastmittel

36 Nierenwerte

37 In der Mittellinie des Körpers verlaufend

38 Sedierung und Schmerztherapie

39 Risus sardonicus: zwanghafter, anfallartiger Krampf der mimischen Gesichtsmuskulatur bei der früher häufigen Infektionskrankheit Tetanus. Lebensgefährliche Mischung aus Lähmung und Krampf

40 Lat. außerhalb des Zimmers

41 Atem- und Kreislaufzentrum im Hirnstamm (verlängertes Rückenmark)

42 Nor: Intensivmediziner-Jargon für Noradrenalin, ein starkes Kreislaufmittel

43 Das Immunsystem unterdrückend

44 Sauerstoffmangel

45 Krankengeschichten

46 Tägliche Notizen zum Krankheits- und Genesungsverlauf

47 Ergebnislos, vergeblich, nicht zum Ziel führend

48 Eingriffe, die mit höheren Risiken einhergehen, teils einer Körperverletzung entsprechen, wie bestimmte Schnitte, Stiche, Punktionen oder Biopsien

49 Eine braune Flüssigkeit für die Hautdesinfektion

50 Krankhafte Veränderungen der Arterien am Augenhintergrund bei langjährigem hohem Blutdruck

51 »Mit höchstem Lob« – eine besondere akademische Auszeichnung, wenn alle Doktorats-Teilprüfungen mit sehr gutem Erfolg absolviert wurden

52 Dünne Kanüle aus Kunststoff für Blutabnahmen und Infusionen, meist in eine Unterarm- oder Handrückenvene der Patienten platziert

53 Sehr rascher Herzschlag

54 Physiologische Kochsalzlösung, intravenöse Flüssigkeit zur Kreislaufstützung

55 Nur zwei Drittel der physiologischen Kochsalzkonzentration

56 Geringer Grad einer Bewusstseinstrübung; schläfrig, aber weckbar

57 Chirurgischer Eingriff, bei dem Verengungen der Herzkranzarterien mit kleinen Umgehungsgefäßen überbrückt werden

58 Elastischer Beutel mit Ventil zur manuellen Beatmung mit Maske oder Tubus

59 Intensivmediziner-Jargon: Kathetersetzen in die Obere Hohlvene (Vena cava superior) für Infusionen und in eine größere Arterie für die kontinuierliche Blutdruckmessung

60 Kleine Geräte für die exakt-dosierte intravenöse Medikamentenzufuhr

61 Medikamente für Herzrhythmusstörungen

62 Intravenöses Medikament für schwere Herzmuskelschwäche, nur auf Intensivstationen angewandt

63 Medikamentengruppe, die auch bei schwerem Pumpleistungs-

versagen des Herzens verwendet wird

64 Ansatzstück mit drei Öffnungen zum Anschließen und Verbinden von Infusionsleitungen

65 Inhalieren von z. B. Speichel, Erbrochenem über die Luftröhre in die Lungen

66 Lebensbedrohliche Form des Leberversagens, bei der rasch nach der Gelbsucht eine Bewusstseinstrübung folgt

67 Ein Arzt, der alle Abläufe koordiniert, die mit einer Organtransplantation verbunden sind

68 Verträglichkeit von Empfänger und Spenderorgan

69 Große, herznahe Halsvene

70 Die Liste der Patienten für eine Organtransplantation

71 High urgency = höchste Dringlichkeitsstufe

72 Computertomographie

73 Setzen eines Lungenarterienkatheters

74 Ein geschulter Koordinator für große Multicenterstudien mit genau definierten Überprüfungsaufgaben

75 Case report manual: Prüfungsbogen für alle Daten, die bei einem Patienten für wissenschaftliche Untersuchungen erhoben werden

76 Ca. 5 cm langes, konisch spitz zulaufendes dünnes Kunststoffröhrchen; in Laboratorien vielfach verwendet

77 Zeitweiser Ausfall des Sehvermögens bei hoher Beschleunigung (Raketenstart) oder bei Kreislaufstörungen (Medizin); Der große Duden, Fremdwörterbuch, 3. Auflage

78 Defibrillator-Pads: ca. 10 x 15 cm große, 3 mm dünne Scheiben aus geleeartiger Substanz, auf denen die flachen Elektroden für den Elektroschock platziert werden; ohne die »Pads« verbrennt die Haut durch den Strom

79 Mit Narkose und Schmerztherapie versorgt

80 Herz und Kreislauf stützende Medikamente, Adrenalin und ähnliche Substanzen

81 Anhaltend und fortschreitend, sich ausweitend

82 Immer wiederkehrend

83 Kurzer Beatmungsschlauch (ca. 35 cm), der für die künstliche Beatmung in die Luftröhre eingeführt wird und mit dem Schlauchsystem des Respirators verbunden werden kann

Bernd Hontschik

Körper, Seele, Mensch

Versuch über die Kunst des Heilens
st 3818. 144 Seiten

Wer über die Medizin im 21. Jahrhundert nachdenkt, hat ein großes Klagen im Ohr: Patienten fühlen sich unverstanden, Ärzte sehen sich von Zwängen umstellt, während Technologie und immer neue alternative Methoden Heilsversprechen machen. Doch wie werden wir wirklich gesünder?

Bernd Hontschik, praktizierender Arzt, nimmt sich die Freiheit, über seine tägliche Arbeit – und über sie hinaus – nachzudenken, und plädiert für ein Umdenken in der Medizin. Warum heilen Wunden entgegen aller Logik nicht zu? Warum wirken Medikamente manchmal und manchmal nicht? Seine Antwort: Der Mensch ist weit mehr als eine »triviale Maschine«, und die Kunst des Heilens besteht darin, ihn auch so zu behandeln: als Einheit von Körper und Seele.

Dr. med. Bernd Hontschik, 1952 geboren in Graz, ist Herausgeber der Reihe medizinHuman. Er war Oberarzt der Chirurgischen Klinik im Städtischen Krankenhaus Frankfurt am Main-Höchst, und arbeitet seit seiner Niederlassung 1991 als Chirurg und Unfallarzt. 1989 erhielt er den Roemer-Preis für Psychosomatische Medizin.

NF 567/1/09.06

Christian Hess und Annina Hess-Cabalzar

Menschenmedizin

Für eine kluge Heilkunst
Mit einem Beitrag von Wilhelm Schmid
st 3819. 250 Seiten

Ist die avancierteste nicht auch die klügste Medizin?
Nicht, wenn sie in eine Sackgasse mündet. Nicht, wenn
ein Arzt, mag er noch so gut ausgebildet sein, das Wesen
einer Krankheit nicht versteht, weil ihm sein Men-
schenbild den Blick verstellt. Christian Hess und Annina
Hess-Cabalzar entwerfen anhand von konkreten Fällen
die Grundlagen einer Heilkunst, die nicht einfach Symp-
tome entfernt, sondern das Gesundsein unterstützt. Einer Heilkunst, die den ganzen Menschen im Blick hat, die
Erkenntnisse aus Psychotherapie, Philosophie und Medi-
zinethik einbezieht und sich sogar von Kunst inspirieren
läßt. Einer klugen Heilkunst, die am Ende sogar viel Geld
spart.
Christian Hess, geboren 1950, ist seit 1988 Chefarzt der
Medizinischen Abteilung des Schweizer Spitals Affoltern
und initiierte dort das Modell einer interdisziplinären
Medizin. Annina Hess-Cabalzar, geboren 1951, ist als
Psychotherapeutin seit 1992 am Aufbau des »Modells Affoltern« beteiligt.

NF 568/1/09.06

Manfred Spitzer

Nervenkitzel

Neue Geschichten vom Gehirn
Mit zahlreichen Abbildungen
st 3820. 300 Seiten

Nach dem Erfolgsbuch Nervensachen (st 3697) legt der bekannte Hirnforscher Manfred Spitzer neue Geschichten vom Gehirn vor, die exzellente Unterhaltung mit faszinierenden Fakten über unser wichtigstes Organ verbinden. Warum merken sich Achtjährige Pokémon-Karten leichter als Tierbilder? Wie schwört unser Hirn Rache, und wie bildet es Vertrauen aus? Und was hat Weihnachten mit der Hirnforschung zu tun?

Manfred Spitzer, geboren 1958, ist Leiter der Universitätsklinik Ulm für Psychiatrie und des Transferzentrums für Neurowissenschaften und Lernen. Sein umfangreiches Werk – darunter der Bestseller Lernen (2002) – wurde 1992 mit dem Forschungspreis der Deutschen Gesellschaft für Psychiatrie und Nervenheilkunde und 2002 mit dem Preis der Cogito-Foundation zur Förderung der Zusammenarbeit von Geistes- und Naturwissenschaften ausgezeichnet.

Bernard Lown

Die verlorene Kunst des Heilens

Anleitung zum Umdenken
Aus dem Amerikanischen von Helga Drews
suhrkamp taschenbuch 3574
400 Seiten

Nie zuvor konnte die Medizin so viel Gutes tun wie heute
– und nie zuvor hinterfragten so viele Patienten die schul-
medizinische Therapie ihrer Ärzte. Liegt das daran, daß
vielen Ärzten die Kunst des Heilens abhanden gekommen ist, die sehr viel mehr beinhaltet als diagnostische
Fähigkeiten und technisches Know-how?
Bernard Lown, einer der renommiertesten Ärzte unserer
Zeit und Kardiologe von Weltrang, hält mit diesem Buch
ein Plädoyer für eine Medizin mit menschlichem Gesicht.
Anschaulich und mit viel Humor erzählt er von seinen eigenen Erfahrungen in der Begegnung mit den Patienten,
von Erfolgen und Fehlern, von der Kunst, dem Patienten
zuzuhören, ebenso wie von der Kunst, den Arzt zum
Zuhören zu bringen.

»Das Buch gehört zum Besten, was im Rahmen der aktuellen gesundheitspolitischen Debatte zum Thema Krankheit und Medizin zu lesen ist, ein Klassiker von Geburt.«
Frankfurter Allgemeine Zeitung

NF 535/1/9.05

Manfred Spitzer

Geschichten vom Gehirn

Mit zahlreichen Abbildungen
suhrkamp taschenbuch 3697
380 Seiten

Was hat ein Börsencrash mit unserem Gehirn zu tun? Wie
lernt ein Kind im Mutterleib? Was geht im Gehirn vor
sich, wenn wir Schokolade essen, und was bei morali-
schen Urteilen? Wer seinem Gehirn einmal gründlich auf
den Nerv fühlen will und dabei exzellent unterhalten
werden möchte, der ist hier richtig: Manfred Spitzer, ge-
fragter Hirn- und Lernforscher, nimmt kuriose wie fasz-
nierende Phänomene und Fakten aus der Welt der Hirnforschung aufs Korn und gibt damit informative und
spannende Einblicke in die Funktion unseres wichtigsten
Organs.

suhrkamp taschenbücher
Eine Auswahl

Isabel Allende
- Das Geisterhaus. Übersetzt von Anneliese Botond.
  st 1676. 500 Seiten
- Porträt in Sepia. Übersetzt von Lieselotte Kolanoske.
  st 3487. 512 Seiten

Ingeborg Bachmann. Malina. Roman. st 641. 368 Seiten

Jurek Becker
- Jakob der Lügner. Roman. st 774. 283 Seiten
- Amanda herzlos. Roman. st 2295. 384 Seiten

Louis Begley
- Lügen in Zeiten des Krieges. Roman. Übersetzt von Christa
  Krüger. st 2546. 223 Seiten
- Schmidt. Roman. Übersetzt von Christa Krüger
  st 3000. 320 Seiten
- Schmidts Bewährung. Roman. Übersetzt von Christa
  Krüger. st 3436. 314 Seiten

Thomas Bernhard. Ein Lesebuch. Herausgegeben von
Raimund Fellinger. st 3165. 112 Seiten

Peter Bichsel
- Kindergeschichten. st 2642. 84 Seiten
- Cherubin Hammer und Cherubin Hammer.
  st 3165. 112 Seiten

Truman Capote. Die Grasharfe. Roman. Übersetzt von
Annemarie Seidel und Friedrich Podszus. st 3135. 208 Seiten

NF 266/1/1.03

Paul Celan. Gesammelte Werke in sieben Bänden. Sieben Bände in Kassette. st 3202–st 3208. 3380 Seiten

Marguerite Duras. Der Liebhaber. Übersetzt von Ilma Rakusa. st 1629. 194 Seiten

Hans Magnus Enzensberger. Der Fliegende Robert. Gedichte, Szenen, Essays. st 1962. 350 Seiten

Max Frisch
- Homo faber. Ein Bericht. st 354. 203 Seiten
- Stiller. Roman. st 105. 438 Seiten

Norbert Gstrein. Der Kommerzialrat. Bericht. st 2718. 148 Seiten

Marie Hermanson. Muschelstrand. Roman. Übersetzt von Regine Elsässer. st 3390. 304 Seiten

Peter Handke. Mein Jahr in der Niemandsbucht. Ein Märchen aus den neuen Zeiten. st 3084. 632 Seiten

Hermann Hesse.
- Das Glasperlenspiel. Versuch einer Lebensbeschreibung des Magister Ludi Josef Knecht samt Knechts hinterlassenen Schriften. st 2572. 616 Seiten
- Siddhartha. Eine indische Dichtung. st 182. 136 Seiten

Ludwig Hohl. Die Notizen oder Von der unvoreiligen Versöhnung. st 1000. 832 Seiten

Yasushi Inoue. Das Jagdgewehr. Übersetzt von Oskar Benl. st 2909. 98 Seiten

Uwe Johnson. Jahrestage. Aus dem Leben der Gesine Cresspahl. Einbändige Ausgabe. st 3220. 1728 Seiten

James Joyce. Ulysses. Roman. Übersetzt von Hans Wollschläger. st 2551. 988 Seiten

Franz Kafka. Der Prozeß. Roman. st 2837. 282 Seiten

Bodo Kirchhoff. Infanta. Roman. st 1872. 502 Seiten

Andreas Maier. Wäldchestag. Roman. st 3381. 315 Seiten

Magnus Mills. Die Herren der Zäune. Roman. Übersetzt von Katharina Böhmer. st 3383. 216 Seiten

Cees Nooteboom. Allerseelen. Roman. Übersetzt von Helga van Beuningen. st 3163. 440 Seiten

Juan Carlos Onetti. Das kurze Leben. Roman. Übersetzt von Curt Meyer-Clason. Mit einem Nachwort von Durs Grünbein. st 3017. 380 Seiten

Marcel Proust. In Swanns Welt. Auf der Suche nach der verlorenen Zeit. Übersetzt von Eva Rechel-Mertens. st 2671. 564 Seiten

Hans-Ulrich Treichel. Der Verlorene. Erzählung. st 3061. 175 Seiten

Mario Vargas Llosa. Tante Julia und der Kunstschreiber. Roman. Übersetzt von Heidrun Adler. st 1520. 392 Seiten

Martin Walser. Ein fliehendes Pferd. Novelle. st 600. 151 Seiten

Ernst Weiß. Der arme Verschwender. st 3004. 450 Seiten